clave

El doctor **Hiromi Shinya** es conocido por sus avances en el campo de la cirugía colonoscópica. Realizó la primera cirugía de colon sin incisión abdominal. Atiende a los miembros de la familia real y a los altos funcionarios del gobierno japonés. Es jefe de la Unidad de Endoscopia Quirúrgica del Centro Médico Beth Israel en Nueva York, profesor de Cirugía Clínica del Colegio de Medicina Albert Einstein, Vicepresidente de la Asociación de Médicos Japoneses en Estados Unidos, y tiene una gran demanda como conferenciante internacional. Tras más de cincuenta años de práctica médica, continúa de forma activa en el campo de la medicina en Estados Unidos y Japón. Es autor de *La enzima prodigiosa* (y su segunda parte), *La enzima para rejuvenecer* y *El factor microbio y las enzimas sanadoras*.

La enzima prodigiosa

HIROMI SHINYA

Traducción de
Salvador Alanís

DEBOLS!LLO

Papel certificado por el Forest Stewardship Council®

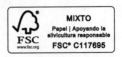

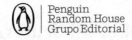

Penguin
Random House
Grupo Editorial

Publicado originalmente en japonés por Sunmark Press
Primera edición en Debolsillo: octubre, 2015
Décima reimpresión: diciembre de 2023

© 2005, Hiromi Shinya
Council Oak Books
© 2007, Hiromi Shinya
© 2015, Penguin Random House Grupo Editorial, S.A.U.
Travessera de Gràcia, 47-49. 08021 Barcelona
© 2008, Salvador Alanís, por la traducción
Diseño: Carolina González Trejo
Maquetación: Miguel Ángel Pascual
Diseño de la cubierta: Penguin Random House Grupo Editorial / Carolina González Trejo

Impreso en España – Printed in Spain

ISBN: 978-84-663-3027-5
Depósito legal: B-18.896-2015

Impreso en Novoprint
Sant Andreu de la Barca (Barcelona)

P 3 3 0 2 7 B

ÍNDICE

NOTA DE LA EDICIÓN

Para los gastroenterólogos y cirujanos del mundo entero, el doctor Hiromi Shinya no necesita presentación. Es pionero en la cirugía colonoscópica (impulsor de la técnica –que de hecho lleva su nombre– y diseñador del instrumento utilizado para la misma) y uno de los médicos más importantes y reconocidos en su especialidad.

El doctor Shinya ha practicado regularmente la medicina desde hace más de cuatro décadas y ha atendido a presidentes, primeros ministros, estrellas de cine, músicos, entre otros muchos pacientes. De hecho, ha examinado los estómagos e intestinos de más de 300.000 personas. En la actualidad es profesor clínico de cirugía en el Colegio de Medicina Albert Einstein en Nueva York y jefe de la unidad de endoscopia quirúrgica del Centro Médico Beth Israel.

Gracias a su vasta experiencia con cientos de miles de pacientes –de hecho a algunos de ellos los ha seguido durante toda su vida– el doctor Shinya desarrolló y probó clínicamente un tratamiento basado en la generación corporal de una enzima vital a la que ha llamado la «enzima prodigiosa». Esta enzima, asegura, es la clave para una vida larga y saludable.

Su objetivo al escribir *La enzima prodigiosa* es explicar el funcionamiento de esta enzima y por qué es tan importante para la salud de los seres humanos. El doctor Shinya considera este libro como la culminación del trabajo de su vida, porque comparte sus descubrimientos con millones de personas a quienes nunca tendrá la oportunidad de tratar personalmente. Aquí describe un estilo de vida que garantiza una mejor salud y explica por qué dichas prácticas son tan poderosas.

Nacido en Japón, practica la medicina la mitad del año en Tokio; el doctor Shinya une las perspectivas oriental y occidental de la medicina a su trabajo que está aplicado a la salud del ser humano. Primero escribió este libro en japonés. La edición japonesa ha causado sensación. Se vendieron más de 2.000.000 de ejemplares en los primeros meses de su publicación. Esta editorial se honra en presentar *La enzima prodigiosa* en castellano. Deseamos, con el doctor Hiromi Shinya, que este libro te guíe hacia un estilo de vida feliz y saludable.

PREFACIO

Crecí en Japón, justo después de la guerra, cuando las costumbres y la tecnología estadounidenses transformaban mi tierra natal. Quería estudiar medicina en Estados Unidos. Me gradué como médico en Japón y después, en 1963, me mudé a Estados Unidos con mi mujer para formar parte del programa de residencia quirúrgica en el Centro Médico Beth Israel en Nueva York.

Al llegar a Estados Unidos de un país extranjero, entendí que tenía que esforzarme al máximo para ganarme el respeto como cirujano en América. En mi juventud, estudié artes marciales y gracias a esta disciplina, aprendí a utilizar cada mano con la misma destreza. Ser ambidiestro me permite ejecutar procedimientos quirúrgicos con una eficiencia inusual.

Durante mi residencia ayudé al doctor Leon Ginsburg, uno de los descubridores (junto a los doctores Burril Bernard Crohn y Gordon Oppenheimer) de la enfermedad de

Crohn. Un día el jefe de residentes y el residente senior, quienes comúnmente asistían al doctor Ginsburg, no pudieron hacerlo, por lo que la enfermera del doctor, que me había visto trabajar, me recomendó. Al ser ambidiestro terminé muy rápido. Al principio el doctor Ginsburg no podía creer que en una operación tan breve lo hubiera hecho correctamente y se enfadó; pero cuando vio que el paciente mejoraba sin la hemorragia y la inflamación excesiva derivada de una cirugía larga, se quedó impresionado. Comencé a trabajar con él de forma regular.

A mi familia no le sentó bien Estados Unidos. Mi mujer estaba enferma la mayor parte del tiempo, débil y no podía amamantar a nuestra hija, por lo que tuvimos que darle leche preparada, fabricada a partir de la de vaca. Yo me pasaba todo el día en el hospital y llegaba a casa para ayudar a mi mujer, que se había vuelto a quedar embarazada. Cambiaba pañales y daba el biberón a nuestra hija; la niña lloraba mucho y presentó una erupción en la piel. Tenía mucha comezón y se sentía muy mal.

Entonces mi mujer dio a luz a nuestro hijo. Su nacimiento estuvo lleno de alegría, aunque pronto el pequeño presentó una hemorragia rectal. Poco antes había adquirido el primer colonoscopio primitivo, y pude examinar a mi hijo. Encontré una inflamación del colon o colitis ulcerosa.

Me sentía frustrado. Cómo siendo médico no podía curar a mi mujer ni aliviar el sufrimiento de mis hijos. No había aprendido nada en la escuela de medicina que explicara el agente de aquellos males. Consulté con otros colegas, con los mejores que conocía, y ninguno me pudo ayudar. No era suficiente ser un hábil cirujano ni recetar medicamentos de acuerdo con los síntomas. Quería saber qué era lo que causaba la enfermedad.

En Japón nunca había visto el tipo de dermatitis atópica que presentaba mi hija, por lo que comencé a investigar una posible causa en Estados Unidos. En Japón no teníamos muchos alimentos lácteos, por lo que pensé que podía ser la leche de vaca. Cuando dejamos de dársela mejoró en seguida y me di cuenta de que era alérgica a este alimento. No podía digerirlo y las partículas sin digerir, que eran lo bastante pequeñas como para pasar de los intestinos a la sangre, se veían atacadas por el sistema inmunológico que las consideraba invasores externos. Lo mismo sucedió con mi hijo. Cuando le dejamos de dar leche, la colitis desapareció.

La enfermedad de mi mujer fue diagnosticada como lupus. Los análisis de sangre fueron desastrosos y se volvió pálida y anémica. Entraba y salía del hospital mientras intentábamos salvar su vida. Murió antes de que supiera lo suficiente para ayudarla.

Incluso hoy no sé qué generó su lupus, mas sé que estaba predispuesta genéticamente para tener un sistema inmunológico sobrerreactivo. Ella asistió a un colegio de monjas occidentalizado en Japón, donde le dieron mucha leche. Sin duda era alérgica como lo fueron sus dos hijos. Al estar expuesta una y otra vez a este alimento que le provocaba una reacción alérgica, su sistema inmunológico se degradó, dejándola abierta a una enfermedad autoinmune como el lupus.

Dadas estas experiencias, comencé a entender lo vital que es la dieta para nuestra salud. Esto sucedió hace más de

50 años y desde entonces he examinado el estómago y el colon, al igual que las historias alimenticias, de más de 300.000 pacientes.

Dediqué toda mi vida a entender el cuerpo humano, su salud y su enfermedad. Me concentré en primera instancia en la enfermedad –qué la generaba y cómo curarla– pero conforme entendía más la manera en que el cuerpo trabaja como un sistema completo, cambié la forma de tratar las enfermedades. Me di cuenta de que los médicos y nuestros pacientes deberíamos dedicar más tiempo a entender la salud que a combatir las enfermedades.

Nacimos con el derecho a la salud; estar sano es natural. Una vez que empecé a entender la salud comencé a ser capaz de trabajar con el cuerpo y de ayudarlo a salir de las enfermedades. Sólo el cuerpo se puede curar a sí mismo. Como médico genero el espacio para que esta curación suceda.

Por ello comencé a entender la enfermedad aunque finalmente mi investigación me llevó hacia lo que yo creo que es la clave para la salud. Esta clave es la enzima prodigiosa de nuestro cuerpo.

Contamos con más de 5.000 enzimas en el cuerpo humano que desencadenan, tal vez, 25.000 reacciones diferentes. Podríamos afirmar que cada acción de nuestro cuerpo está controlada por enzimas, aunque sabemos muy poco de ellas. Pienso que creamos todas estas enzimas a partir de una enzima madre o basal, la cual es más o menos limitada en nuestro cuerpo. Si agotamos estas enzimas madre no serán suficientes para reparar las células, por lo cual, con el tiempo, se desarrollarán enfermedades como el cáncer y otros padecimientos degenerativos.

Esto es, en resumen, el factor de la enzima prodigiosa.

Cuando trato a mis pacientes con cáncer de colon, primero extirpo el cáncer y luego los pongo en un estricto régimen de alimentos no tóxicos altos en enzimas y agua, para que tengan más enzimas madre para reparar las células del cuerpo. No creo en los medicamentos fuertes que debilitan el sistema inmunológico, ya que para mí el cáncer de colon no se da de manera aislada o accidental. El cáncer de colon me dice que el abastecimiento de las enzimas madre ha sido reducido y no puede reparar las células de forma adecuada.

Al estar convencido de que nacimos con una cantidad limitada de esta enzima madre y que no deberíamos extinguirla con la comida mala, las toxinas, la eliminación deficiente y el estrés, he llegado a entender otra cosa. Esto es por lo que yo llamo a la enzima madre una enzima «prodigiosa». He presenciado curaciones espontáneas y el retroceso de enfermedades de todo tipo. Al estudiar estas curaciones comencé a entender cómo se daban tales milagros.

Descubrimos el ADN pero no sabemos mucho al respecto. Hay un gran potencial dormido en nuestro ADN que todavía no comprendemos. Mi investigación indica que una fuente de energía emocional positiva, como la aparición del amor, la risa y la alegría, puede estimular a nuestro ADN para generar una cascada de nuestra enzima madre, la enzima prodigiosa, que actúa como biocatalizador que repara nuestras células. La alegría y el amor pueden despertar un potencial que va más allá del entendimiento humano.

Te diré en este libro qué hacer cada día, qué comer y qué complementos y enzimas tomar para apoyar tus enzimas prodigiosas y tu salud. Sin embargo, lo más importante que te puedo aconsejar para disfrutar de una larga y saludable vida es hacer lo que te haga feliz (aun cuando esto signifique que ocasionalmente no sigas mis otras recomendaciones).

Toca música. Haz el amor. Diviértete. Disfruta de los placeres más simples. Vive la vida con pasión. Recuerda que una vida feliz y llena de significado es el camino natural para llegar a la salud del ser humano. El entusiasmo lleno de alegría, más que seguir perfectamente una dieta, es fundamental para hacer que la enzima prodigiosa funcione a tu favor.

DOCTOR HIROMI SHINYA
Junio de 2007

INTRODUCCIÓN

LA ENZIMA PRODIGIOSA – LA CLAVE PARA EL CÓDIGO DE LA VIDA

Tu cuerpo tiene la gran capacidad milagrosa de curarse a sí mismo. De hecho, es el único sistema curativo que puede restablecer tu equilibrio cuando te ataca una enfermedad. La medicina puede ayudar a tu cuerpo en caso de emergencia y la cirugía puede ser necesaria en determinadas circunstancias, pero sólo tu cuerpo tiene la capacidad de curarse.

He constatado esta verdad sobre la curación una y otra vez en mi práctica de la medicina. Hace más o menos 35 años fui la primera persona en el mundo que pudo extirpar un pólipo usando un colonoscopio sin tener que hacer una incisión en la pared abdominal. En ese momento se convirtió en un evento muy importante dado que fui capaz de remover el pólipo sin abrir el abdomen y, por lo tanto, evitar los efectos secundarios que provocan cirugía mediante incisión. Como yo era el único médico que podía hacerlo, tuve mucha demanda. En esa época más de diez millones de personas sólo en Estados Unidos necesitaban exámenes de colon y muchos necesitaban que les extrajeran pólipos. Los pacientes comenzaron a llegar de todos lados para tener acceso a este procedimiento más benigno. Así, con treinta y pico años, me convertí en el jefe de endoscopia quirúrgica del Centro Médico Beth Israel, en Nueva York, trabajando en el hospital por la mañana y en mi clínica privada por la tarde, atendiendo pacientes desde la mañana hasta el anochecer.

Durante décadas de práctica clínica, al pasar consulta a literalmente cientos de miles de personas como endoscopista gastrointestinal, he aprendido que cuando el sistema gastrointestinal de una persona está limpio, el cuerpo de esa persona es capaz, con cierta facilidad, de combatir enfermedades de cualquier tipo. Por el contrario, cuando el sistema gastrointestinal está sucio, esa persona será propensa a sufrir algún tipo de enfermedad.

En otras palabras, una persona con un buen funcionamiento gastrointestinal está mental y físicamente sana, mientras que quien no lo tiene suele tener algún problema físico o mental. De igual forma, una persona sana goza de un buen funcionamiento gastrointestinal, al contrario que el de una persona enferma. Por lo tanto, mantener el buen funcionamiento del estómago e intestinos está directamente relacionado con la salud en general.

¿Qué es lo que específicamente tiene que hacer una persona (o dejar de hacer) para mantener sus intestinos en buen estado? Para encontrar una respuesta, durante años he pedido a mis pacientes que respondan a un cuestionario acerca de sus hábitos alimentarios y otros aspectos de su estilo de vida. Gracias a los resultados de estos cuestionarios descubrí una fuerte relación entre la salud y ciertas formas de comer y vivir.

Lo que voy a exponer en este libro es mi teoría de cómo vivir más y gozar de buena salud, y se basa en los datos que he reunido durante décadas de práctica médica. Los datos sugieren que todo el cuerpo y su miríada de funciones pueden ser entendidos a partir de una sola clave.

ESTA CLAVE, LA CLAVE PARA UNA VIDA LARGA Y SALUDABLE, SE RESUME EN UNA PALABRA: ENZIMAS

Una enzima es un término genérico para una proteína catalizadora que se forma dentro de las células de los seres vivos. Dondequiera que haya vida, sea en plantas o animales, existen siempre las enzimas. Las enzimas forman parte de todas las actividades necesarias para mantener la vida, como la síntesis, la descomposición, el transporte, la excreción, la desintoxicación y el abastecimiento de energía. Los seres vivos no serían capaces de mantener la vida sin las enzimas.

Se producen más de 5.000 tipos de estas enzimas vitales en los alimentos que consumimos a diario. La razón por la que existen tantos tipos de enzimas obedece a que cada una tiene una característica especial y una función específica. Por ejemplo, la enzima digestiva llamada amilasa, que se encuentra en la saliva, sólo reacciona a los carbohidratos. Las grasas y las proteínas se digieren de igual forma por cada una de sus diferentes enzimas.

Aunque se cree que muchos de estos tipos de enzimas son creadas para responder a las necesidades del cuerpo, sigue sin estar claro cómo se forman en las células. Tengo una teoría que pudiera arrojar alguna luz en ese proceso. Pienso que hay una enzima madre, una enzima prototipo, sin especialización. Hasta que esta enzima madre se convierte en una enzima específica como respuesta a una necesidad particular, tiene el potencial de convertirse en cualquier enzima.

Mi teoría, desarrollada durante los años de mi práctica clínica y mi observación, es la siguiente: tu salud depende de lo bien que mantengas –en lugar de agotar– las enzimas madre de tu cuerpo. Uso el término enzimas «madre» para nombrar a estos catalizadores, dado que son, pienso, enzimas no especializadas que dan origen a más de 5.000 enzimas especializadas que desempeñan diferentes actividades en el cuerpo humano. También las llamo enzimas «prodigiosas» porque desempeñan un papel fundamental en la capacidad de curación del cuerpo.

Inicialmente desarrollé la idea de una enzima madre al observar que cuando un área particular del cuerpo necesitaba y consumía una gran cantidad de un tipo específico de enzima, se manifestaba una carencia de la misma en otras partes del cuerpo. Por ejemplo, si se consume una gran cantidad de alcohol, se necesita una cantidad anormalmente grande de una enzima particular para descomponer el alcohol en el hígado. Esto genera una carencia de las enzimas necesarias para la digestión y absorción en el estómago e intestinos.

Parece que no existe una cantidad determinada para cada una de los varios miles de enzimas que existen; en cambio, la enzima madre se ha convertido en un tipo particular de enzima que aparece cuando se requiere y se consume en el lugar que se necesita.

Hoy día las enzimas llaman la atención a escala mundial dado que son un elemento fundamental para controlar la salud, y aunque se sigue investigando, existen muchas cosas que aún no entendemos de ellas. El doctor Edward Howell, un pionero en la investigación de las enzimas, propuso una teoría verdaderamente interesante. Dice que el número de enzimas que un ser vivo puede producir durante su vida está predeterminado. El doctor Howell llama a este número fijo de enzimas corporales el «potencial enzimático». Y cuando éste se agota, la vida termina.

La teoría del doctor Howell es afín a mi teoría de las enzimas madre y, dependiendo de la dirección que siga la investigación, puedo anticipar que la existencia de las enzimas madre quedará demostrada. Aunque el estudio de las enzimas está en una etapa de desarrollo y la existencia de la enzima madre es sólo una teoría en este momento, existen abundantes evidencias clínicas que indican que podemos fortalecer nuestras características gastrointestinales –y, por lo tanto, nuestra salud– si seguimos una dieta que aporte enzimas y si llevamos un estilo de vida que no agote la enzima madre.

El estilo de vida saludable que propongo aquí se articula en las sugerencias que les he hecho a mis pacientes a lo largo de mi práctica profesional. He visto muchas curaciones como resultado de la adopción, por parte de los enfermos, de las prácticas que te voy a sugerir. Sin embargo, prepárate para sorprenderte, ya que te puede parecer que algunas sugerencias van en contra de los conocimientos convencionales relacionados con la salud y las dietas. Te aseguro que todo lo que presento en este libro ha sido comprobado. Sólo después de haber constatado que este estilo de vida es seguro les he pedido a mis pacientes que lo sigan, y los resultados han sido notables.

Yo mismo sigo estas prácticas y desde que las hago nunca he estado enfermo. La primera y la última vez que recibí tratamiento médico fue a los 19 años por un catarro. Ahora que tengo 70 sigo trabajando en Estados Unidos y Japón. Aunque la medicina es una profesión que exige mucho, tanto física como mentalmente, conservo la salud al practicar el estilo de vida sano descrito en este libro.

Al reconocer a través de mi propia experiencia los efectos positivos de este estilo de vida, conseguí que mis pacientes también lo siguieran. Los resultados fueron maravillosos, muy por encima de mis propios resultados. Por ejemplo, al haber entrenado a mis pacientes para que entiendan y sigan este estilo de vida, vi cómo disminuía la incidencia en las recaídas de casos de cáncer hasta cero.

Aunque la medicina moderna se practica como si el cuerpo fuera una máquina hecha de partes independientes, el cuerpo humano es, de hecho, una unidad en la cual todo está interconectado. Por ejemplo, los efectos de una caries en un diente pueden expandirse por todo el cuerpo. De la misma forma, la comida que no se masticó de forma suficiente genera una carga en el estómago y los intestinos, produciendo indigestión, obstaculizando la absorción de los nutrientes vitales y dando como resultado una gran canti-

dad de problemas en todo el cuerpo. Los problemas pequeños pueden parecer irrelevantes en primera instancia, pero
no resulta extraño que un pequeño problema provoque a la
larga una enfermedad grave.

Nuestra salud está apoyada por diferentes actividades que
suceden comúnmente en nuestra vida diaria, como comer,
beber, hacer ejercicio, descansar, dormir y mantener el estado anímico. Si se desarrolla un problema en cualquiera
de estas áreas, el cuerpo entero se verá afectado. Dadas las
complejas interconexiones dentro del cuerpo humano, creo
que las enzimas madre tienen la función de mantener la
homeostasis del cuerpo, el balance necesario para gozar de
una vida saludable.

Por desgracia, la sociedad moderna está llena de elementos que consumen nuestras enzimas madre. El alcohol, el
tabaco, las drogas, los aditivos alimenticios, los productos
químicos que se utilizan en la agroindustria, la contaminación ambiental, las ondas electromagnéticas y el estrés
emocional son algunos de los factores que agotan esta
enzima. Para mantener una buena salud en la sociedad
contemporánea es esencial entender el mecanismo de tu
propio cuerpo y ejercitar la voluntad para cuidar tu propia
salud.

Afortunadamente esto no es difícil. Una vez que en-
tiendas con claridad qué es lo que agota las enzimas madre
y cómo pueden fortalecerse, entonces, con un poco de esfuerzo diario, serás capaz de vivir el resto de tu vida *sin caer
enfermo*.

Nuestro viejo refrán tiene que ser actualizado: en lugar
de decir «come, bebe y sé feliz porque mañana morirás»,

sugiero que comas y bebas sabiamente y vivas feliz hoy y mañana.

Me gustaría enseñarte cómo hacer justo eso.

CAPÍTULO I
LAS ENZIMAS Y TU SALUD - ERRORES Y VERDADES VITALES

Han pasado 40 años desde que me convertí en un especialista de la endoscopia gastrointestinal. En ese tiempo he trabajado muy de cerca con mis pacientes para descubrir lo que conduce a una vida saludable. Como médico creo firmemente que no importa cuánto se esfuerce uno, el facultativo no puede mantener la salud del paciente con el simple hecho de hacer revisiones y curar las enfermedades. La salud a largo plazo es el resultado de actitudes y hábitos saludables. El mejorar el estilo de vida cotidiano es mucho más importante que contar con la eficacia de la cirugía o los medicamentos.

La dieta y el estilo de vida de la enzima prodigiosa presentados en este libro han podido ofrecer resultados clínicos de *0 por ciento de recaída en casos de cáncer*.

Lo diré de nuevo: *ninguno* de mis pacientes ha tenido que enfrentarse otra vez al cáncer. ¿Por qué? Porque mis pacientes de cáncer se tomaron en serio su estado, pusieron toda su fe en apoyar su curación y practicaron mi estilo de vida con una dieta sana todos los días. Éste es el estilo de vida saludable que te voy a enseñar en este libro, un simple conjunto de nuevos hábitos que te permitirán disfrutar de una buena salud y vitalidad hasta una edad avanzada.

Al contar con el conocimiento de estas páginas, dependerá de ti si escoges la enfermedad o la salud. En el pasado la gente pensaba que la enfermedad podía y debía ser curada exclusivamente por los doctores y los medicamentos. Los pacientes eran pasivos y sencillamente obedecían las instrucciones del médico y tomaban los medicamentos que les recetaban. Sin embargo, vivimos en una época en la que todos nosotros debemos hacernos responsables de nuestra salud.

Todos nosotros esperamos no enfermar nunca –o si lo hacemos, tenemos un fuerte deseo de curarnos rápidamente–. Podrías pensar que esto es imposible, pero te aseguro que no lo es. En este libro propongo una forma de vida que te permitirá disfrutar el tiempo natural de tu vida sin caer enfermo.

Por supuesto que para lograrlo es necesario cambiar por completo los hábitos alimentarios y las rutinas que has llevado hasta ahora. No dejes que las exigencias del estilo de vida te hagan abandonar mis sugerencias. Lee con una mente abierta. Creo firmemente que al terminar el libro estarás inspirado para hacer un cambio.

Cuando la gente cae enferma, suele rebelarse y se pregunta por qué le ha ocurrido. Enfermar no es una prueba o un castigo impuesto por Dios. En la mayoría de los casos no es una predeterminación genética. En cambio, casi todas las enfermedades son el resultado de los hábitos que las personas han acumulado en el tiempo.

TÚ PUEDES LLEGAR A TENER 100 AÑOS CON BUENA SALUD

¿Te consideras una persona saludable? No mucha gente puede responder a esta pregunta con un «sí» definitivo. No muchos, espero, porque no estar enfermo no es equivalente a estar sano. En la medicina occidental existe el término «enfermedad latente». Este término representa una condición en la cual una persona no está todavía enferma pero tampoco completamente sana. En otras palabras, es un estado en el cual una persona está a un paso de contraer una enfermedad. En este momento muchos norteamericanos viven en esta condición.

Aun la gente que se considera sana se ve afectada por problemas como estreñimiento o diarrea crónicos, insomnio, tensión en el cuello y los hombros. Estos síntomas son señales de auxilio que tu cuerpo te envía. Y si sólo les dices «esto es normal en mí» o «yo soy normalmente así», corres el riesgo de que el cuadro avance hasta convertirse en una enfermedad grave.

La esperanza de vida en Estados Unidos experimentó un aumento drástico y pasó de 47 en 1900 a casi 78 años en 2006. Como vivir más años es un interés generalizado, se podría decir que es una tendencia positiva.

Sin embargo, las cifras de esperanza de vida no deben complacernos, ya que estos números no reflejan con exactitud la salud real de la gente. Por ejemplo, una persona de 100 años que tiene una vida saludable y una persona de 100 años que está enferma y confinada cuentan igual en los promedios de esperanza de vida. Ambas tienen exactamente la misma edad pero no cuentan con la misma calidad de vida. Si no estás sano, no puedes aprovechar la última etapa de tu larga vida. A muy pocas personas les gustaría vivir una larga vida si van a estar en cama y sufriendo. La gente quiere vivir una larga vida sólo si está sana.

Intenta pensar en alguien mayor que te sea cercano. Al ver su estado de salud, ¿te gustaría estar igual que él? Por desgracia, la mayoría de la gente contestaría «no».

Al envejecer hasta el cuerpo de las personas sanas se deteriora. Sin embargo, estar enfermo y sufrir el envejecimiento natural son cosas totalmente distintas. Mi madre, que ha seguido este régimen alimenticio durante muchos años, está sana y activa a los 96 años.

¿Qué es lo que hace que los mayores enfermen?

La diferencia entre un centenario sano y otro que está en cama no es la edad, sino en los hábitos de comida y bebida que se acumularon durante ese siglo. En resumen, que una persona esté sana o no depende de lo que come y de cómo vive a diario. Lo que determina el estado de salud de alguien es la acumulación diaria de cosas como la comida, el ejercicio, el agua, el sueño, el trabajo y el estrés.

Si éste es el caso, entonces la pregunta es ¿qué estilo de vida debemos seguir para tener una existencia larga y saludable?

La industria de la salud tiene un mercado enorme, con productos que desbordan los mostradores de las tiendas. Mucha gente compra complementos alimenticios saludables porque las etiquetas les dicen que un solo remedio va a resolver sus problemas, con sólo beber o tragar el complemento diario. Además, cuando un anuncio en la televisión o en una revista te dice «tal producto es bueno para tu cuerpo», ese producto se va a agotar al día siguiente. A corto plazo, esto significa que la mayoría de la gente en realidad no entiende lo que es verdaderamente bueno para su cuerpo, y por lo tanto resulta fácil de manipular por los medios.

ERRORES AMPLIAMENTE DIFUNDIDOS SOBRE LA COMIDA

¿Hay algo en lo que te fijes en especial cuando tratas de mantener tu salud? ¿Eres consciente de que debes hacer ejercicio con regularidad, comer de forma adecuada y tomar complementos y medicina natural?

Mi intención no es criticar los hábitos alimentarios ni el estilo de vida que sigues, sino que te recomiendo encarecidamente que al menos una vez al día revises tu estado de salud y veas si tus hábitos y tu estilo de vida están siendo eficientes para mantener tu salud.

La razón por la que digo esto es porque muchos productos que en teoría son «buenos para ti» contienen componentes que pueden dañar tu cuerpo.

MITOS COMUNES SOBRE LA COMIDA

- Come yogur todos los días para mejorar tu digestión.
- Bebe leche todos los días para evitar una deficiencia de calcio.
- Toma vitaminas en los complementos alimenticios, ya que la fruta tiene muchos carbohidratos y calorías.

- Para que no subas de peso evita comer carbohidratos como el arroz y el pan.
- Trata de mantener una dieta alta en proteínas.
- Toma líquidos como el té verde japonés, que es rico en antioxidantes.
- Hierve el agua del grifo antes de beberla para eliminar el cloro.

De hecho, todavía no conozco a alguien que coma yogur todos los días y mantenga su salud intestinal. Muchos norteamericanos han bebido leche a diario e ingerido productos lácteos desde que eran niños, pero muchos de ellos sufren de osteoporosis, que se supone que se previene con el calcio de la leche. Al ser un médico japonés-estadounidense, trato a mis pacientes en Tokio durante varios meses al año. Veo que los japoneses que toman tés ricos en antioxidantes de manera regular tienen el estómago muy mal. Los instructores de té, por ejemplo, que beben grandes cantidades de té verde como parte de su trabajo, con frecuencia sufren de lo que se conoce como gastritis atrófica, un precursor del cáncer de estómago.

Recuerda lo que cerca de 300.000 observaciones clínicas me han dicho: una persona con un funcionamiento gastrointestinal deficiente nunca está sana.

En vista de lo anterior, ¿por qué aquello que daña el estómago y los intestinos es considerado bueno para la salud? Esto es principalmente porque la gente tiende a ver sólo un aspecto o un efecto de un alimento o bebida en particular, en lugar de ver todo el panorama.

Analicemos el té verde, por ejemplo. No hay duda de que el té verde, que contiene muchos antioxidantes, puede matar bacterias y tiene efectos antioxidantes positivos. Como resultado hay una creencia generalizada de que beber mucho té verde japonés alargará la vida y puede prevenir el cáncer. Sin embargo, siempre he tenido mis dudas sobre este «mito antioxidante». De hecho, mis propios datos clínicos rechazan esa creencia. Al examinar a los pacientes he descubierto que la gente que bebe mucho té verde tiene problemas estomacales.

Es cierto que los antioxidantes que se encuentran en el té son un tipo de polifenoles, que previenen o neutralizan los efectos dañinos de los radicales libres. Sin embargo, cuando varios de estos antioxidantes se reúnen, se convierten en algo llamado tanino.

Los taninos hacen que ciertas plantas y frutas tengan un sabor astringente. La «amargura» de los caquis amargos, por ejemplo, son causados por los taninos. Los taninos se oxidan fácilmente, por lo cual, dependiendo de cuánto estén expuestos al agua caliente o al aire, se pueden convertir en ácido tánico con facilidad. Más aún, el ácido tánico funciona como coagulante de proteínas. Mi teoría es que el té que contiene ácido tánico tiene un efecto negativo sobre la mucosa gástrica, las membranas mucosas que recubren el estómago, haciendo que el individuo tenga problemas estomacales como las úlceras.

Lo cierto es que cuando uso un endoscopio para examinar el estómago de la gente que bebe regularmente té (verde, chino, negro inglés) o café con un alto contenido de ácido tánico, encuentro con frecuencia que su mucosa gástrica se ha visto reducida por cambios atróficos. Esa importante cubierta estomacal se está desgastando literalmente.

Es conocido el hecho de que los cambios por atrofia crónica o la gastritis crónica se pueden convertir en cáncer estomacal.

No soy el único médico que ha notado los efectos nocivos de beber café y té. En la Conferencia Japonesa de Cáncer en septiembre de 2003, el profesor Masayuki Kawanishi de la Escuela de Higiene de la Universidad de Mie presentó un informe donde afirmaba que *los antioxidantes pueden dañar el ADN*. Más aún, muchas clases de té que se venden en los supermercados usan químicos agrícolas durante su cultivo.

Cuando consideras los efectos del ácido tánico, los residuos de químicos agrícolas y la cafeína juntos, sabes por qué recomiendo encarecidamente beber agua en lugar de té. Sin embargo, para aquellos que les gusta el té y no pueden dejar de beberlo, les recomiendo usar las hojas de té orgánico, ingerirlo después de la comida en lugar de con el estómago vacío para evitar el exceso de tensión sobre la cubierta estomacal y limitarse a dos o tres tazas diarias.

Mucha gente cae en creencias equivocadas relacionadas con su salud porque la medicina no ve al cuerpo humano como un todo. Durante muchos años ha sido una tendencia de los médicos especializarse, mirando y atendiendo una sola parte del cuerpo. No podemos ver el bosque al mirar solamente los árboles. Todo ser humano está interconectado. No porque un componente encontrado en la comida ayude a una función corporal quiere decir que es bueno para todo el cuerpo. Cuando selecciones tu comida y bebida, piensa en el panorama completo. No puedes juzgar si un alimento es bueno o malo simplemente viendo un ingrediente que contiene la comida.

En 1977 se dio a conocer información muy interesante sobre la comida y la salud en un documento denominado: el informe McGovern.

La investigación que dio como resultado dicho informe se inició debido a que un problema originado en los altos costos médicos en Estados Unidos ejercía una enorme presión sobre la economía. A pesar de los avances médicos, el número de personas que enfermaban, especialmente de cáncer y enfermedades cardíacas, seguía incrementándose año tras año. Estaba claro que, a menos que la causa de enfermedad de los norteamericanos se definiera y surgiera una política concreta para combatir esta tendencia, la situación podía volverse financieramente insostenible. Desde esta forma de control de la crisis se formó un comité especial del Senado, presidido por el senador George S. McGovern.

Con los más importantes especialistas médicos y nutricionistas del momento, los miembros del comité reunieron datos sobre los alimentos y la salud de todo el mundo y estudiaron las causas del aumento de las enfermedades. Los resultados y los datos se sumaron en las 5.000 páginas del informe McGovern.

Dado que este informe concluyó que muchas de las enfermedades eran causadas por malos hábitos alimentarios, su publicación obligó a los norteamericanos a tomar una gran decisión. No había forma de que se volvieran sanos a menos que cambiaran sus hábitos alimentarios.

En ese tiempo en Estados Unidos las dietas altas en proteínas y grasas, como los gruesos cortes de filete o la carne para hamburguesas con alto contenido en grasa, eran muy comunes. Las proteínas son, de hecho, valiosas porque constituyen el elemento básico para construir el cuerpo. Por esa razón se pensaba que era bueno comer alimentos ricos en proteína animal, no sólo para los atletas y los niños en edad de crecimiento, sino también para los adultos y los ancianos. Hasta en Japón la idea profundamente arraigada de que «la carne es fuente de vigor» era una influencia de los hábitos alimentarios norteamericanos.

El informe McGovern no sólo refutó esa creencia, sino que también describió a la japonesa como la dieta ideal, principalmente durante el periodo Genroku (1688-1703), que consistía en ingerir como alimento principal semillas acompañadas con verduras de la estación, algas y pequeñas cantidades de pescado como fuente de proteína. Por esto los beneficios para la salud de la comida japonesa comenzaron a atraer la atención del mundo entero.

Se ha demostrado que la creencia de que si no comes carne tus músculos no se van a desarrollar es falsa. Como prueba de esto basta mirar a la naturaleza. Uno pensaría que los leones, al ser carnívoros, tendrían músculos extraordinarios. Sin embargo, en realidad, los herbívoros como los caballos y los venados tienen unos músculos más desarrollados que los leones. Como prueba de esto los leones y los tigres carecen de la energía suficiente para perseguir a su presa durante un periodo de tiempo prolongado. Por eso para cazar saltan y utilizan su velocidad para atrapar y matar a su presa lo más rápido posible. Lo hacen porque saben que cuando se trata de resistencia, no tienen nada que hacer frente a los músculos más desarrollados de los herbívoros.

Que no creceremos si no comemos carne es también falso. Los elefantes y las jirafas son mucho más altos que los leones y los tigres y son herbívoros.

Comer carne no acelera el crecimiento. La madurez de los niños en las últimas décadas no se puede atribuir a una mayor ingesta de proteína animal. Existe una peligrosa trampa al comer carne. Una vez que se alcanza cierta edad, el crecimiento de tu organismo cambia para convertirse en un fenómeno llamado envejecimiento. Comer carne puede ser delicioso pero también puede acelerar el proceso de envejecimiento.

Tal vez no quieras dejar de comer carne. Eso no cambia el hecho de que la carne tiene efectos dañinos sobre tu salud y acelera el proceso de envejecimiento. Antes de que te cierres en banda (y este libro) lee el material que sigue.

SEIS RAZONES DE POR QUÉ LAS DIETAS ALTAS EN PROTEÍNA DAÑAN TU SALUD

1 *Las toxinas de la carne alimentan las células cancerígenas.* Cada célula contiene ADN (ácido desoxirribonucleico), un biopolímero que contiene el mapa del cuerpo y sus funciones. Los subproductos tóxicos de la grasa animal excesiva y la digestión de la proteína puede dañar el ADN, convirtiendo a las células en cancerígenas. Las células cancerígenas comienzan a multiplicarse por sí mismas. Nuestra sangre contiene glóbulos rojos, glóbulos blancos y linfocitos. Las células blancas y los linfocitos atacan a los enemigos, como las bacterias y los virus, destruyéndolos o volviéndolos inocuos. Cuando

esas células están dañadas, esta línea frontal de defensa del cuerpo funciona incorrectamente y puede generar una infección y la aparición de células cancerígenas anormales.

2 *Las proteínas producen reacciones alérgicas.*

Las proteínas que no se han descompuesto en nutrientes entran en el flujo sanguíneo como sustancias ajenas a través de las paredes intestinales. Esto les sucede con frecuencia a niños pequeños. El cuerpo reacciona como si fuera una sustancia extraña, generando una reacción alérgica. Esta clase de alergia a la proteína es comúnmente causada por la leche y los huevos. Una ingesta excesiva de proteína animal con sus reacciones alérgicas resultantes son la causa del aumento de la incidencia de dermatitis atópicas, urticarias, enfermedades del colágeno, colitis ulcerosa y enfermedad de Crohn.

3 *El exceso de proteína sobrecarga al hígado y a los riñones.*

El exceso de proteína en el cuerpo debe ser descompuesto y eliminado a través de la orina pues genera una gran carga en el hígado y los riñones.

4 *La ingestión excesiva de proteína provoca una deficiencia de calcio y osteoporosis.*

Cuando se crean grandes cantidades de aminoácidos, la sangre se acidifica, requiriendo calcio para neutralizarla. Por lo tanto, un consumo excesivo de proteína da por resultado una bajada del calcio. Además, el nivel de fósforo en la carne es muy alto y la sangre tiene que mantener la proporción entre el calcio y el fósforo en un rango de entre uno a uno y uno a dos. Una dieta que aumenta el nivel de fósforo hace que el cuerpo tome calcio de los dientes y los huesos para mantener el equilibrio. De igual forma, cuando uno tiene mucho fósforo y calcio en el cuerpo, el fósforo y el calcio se enlazan para formar fosfato de calcio. El cuerpo no puede absorber este compuesto, por lo que es excretado, haciendo mayor la pérdida de calcio y al cuerpo susceptible a la osteoporosis. Por esta razón tanta gente en países con dietas ricas en proteína animal sufren de osteoporosis: los huesos porosos son el resultado de una disminución del calcio.

5 *El exceso de proteína puede generar una pérdida de energía.*

Se necesita una gran cantidad de energía para digerir la comida. El exceso de proteína no se metaboliza completamente y por consiguiente no se absorbe, lo que desencadena la putrefacción en los intestinos y la creación de subproductos tóxicos. Para desintoxicarse de esas sustancias se requiere una gran cantidad de energía. Cuando ésta se utiliza, se generan una gran cantidad de radicales libres. Los radicales libres son los responsables del proceso de envejecimiento, el cáncer, las enfermedades cardiovasculares y la arteriosclerosis.

6 *El exceso de proteína puede contribuir al trastorno por déficit de atención en niños.*

Estudios recientes muestran un aumento en el número de niños con una baja capacidad de atención que son proclives a ataques de ira. La comida y la nutrición pueden tener un impacto significativo en el comportamiento de los niños y en su adaptación social. Existe una tendencia creciente en los niños hacia el consumo de alimentos procesados en el hogar y en la escuela. Estos alimentos no sólo contienen muchos aditivos, sino que los alimentos procesados tienden a acidificar el cuerpo. De igual forma aumenta el consumo de proteína animal y azúcares refinados, mientras que se evitan las verduras. La proteína animal y el azúcar demandan un aumento de calcio y magnesio, que deriva en una deficiencia de calcio, y ésta irrita el sistema nervioso, contribuyendo al nerviosismo y la irritabilidad.

LO QUE TU ESTÓMAGO E INTESTINOS PUEDEN DECIRTE

En Japón existe el concepto de que puedes literalmente leer en los rasgos faciales de una persona la calidad de su vida. En Estados Unidos dice el refrán «todo está escrito en tu cara». Así como los rasgos faciales de una persona pueden ser buenos o malos dependiendo de sus experiencias y de su estado de ánimo, si el estómago y el intestino gozan de un buen o mal funcionamiento reflejan su estado de salud.

El funcionamiento gastrointestinal de una persona sana es muy limpio. Un estómago sano es aquel cuyas membranas mucosas están uniformemente rosadas, sin inflamaciones o irregularidades en la superficie y los vasos sanguíneos bajo la mucosa no son visibles. Más aún, dado que la mucosa de una persona sana es transparente, se ve brillante al reflejar la luz del endoscopio. El intestino de una persona sana es rosa, extremadamente suave y tiene pliegues grandes y uniformes.

Todo el mundo tiene buenas características gastrointestinales cuando es niño, pero esas características se modifican en función de la dieta y el estilo de vida de cada uno.

El estómago de alguien enfermo está manchado, y en determinadas áreas, rojo e inflamado. Aún más, cuando el estómago presenta una inflamación aguda o crónica de la membrana mucosa, lo cual es frecuente tanto entre los estadounidenses como entre los japoneses, la cubierta estomacal se reduce y los vasos sanguíneos se hacen visibles bajo la membrana mucosa.

Más aún, cuando la mucosa gástrica comienza a atrofiarse o a marchitarse, la superficie de las células tratan de compensarlo y se multiplican en ciertas áreas, haciendo que se formen protuberancias en la pared gástrica. En ese punto están a sólo un pequeño paso de convertirse en cancerosas. En un intestino enfermo, dado que los músculos de las paredes intestinales se vuelven gruesos y rígidos, se forman pliegues irregulares que generan constricciones en algunas áreas, como si los apretaras con ligas.

Las personas con «enfermedades latentes» que no han presentado dolor o problemas físicos, pueden no sentirse motivadas para comer menos carne o para eliminarla de su dieta. Es probable que muy pocos norteamericanos escuchen mi consejo. ¿Por qué? Tal vez porque no pueden renunciar a la carne. La presión social es muy fuerte. Quizá han basado su alimentación en la carne durante toda su vida y no saben qué otra cosa comer. Sin embargo, la razón también puede ser que ignoren qué ocurre en sus entrañas.

Cuando el exterior de nuestro cuerpo comienza a mostrar cambios físicos, nos lo empezamos a tomar más en serio.

Engordar, perder el pelo, tener arrugas o piel flácida molesta a la gente y la motiva a invertir tiempo y dinero para solucionarlo. Cuando se trata de cambios en el tracto digestivo, los ignoramos por invisibles. La gente tiende a pensar que a menos que tenga un fuerte dolor en el estómago, todo está bien. No se hace nada para cuidar el interior del estómago y los intestinos pero continúan deteriorándose. Al cabo de un tiempo, una vez que caen enfermos, muchos se arrepienten de no haber cambiado su estilo de vida para prevenir cualquier dolencia.

Yo estoy más preocupado por los cambios que suceden dentro del cuerpo que por los exteriores. En parte esto se debe a que puedo ver las características interiores a través de mi colonoscopio. Sin embargo, se debe sobre todo a que sé que estos cambios internos están directamente relacionados con la salud general del individuo.

Los pacientes que siguen con rigor la dieta y el estilo de vida de la enzima prodigiosa lo hacen porque saben que su vida depende de ello. Para aquellos que tuvieron cáncer, un estilo de vida saludable que ha supuesto una recaída de 0 por ciento normalmente se antepone a cualquier otra cosa. Pero me gustaría cambiar el 0 por ciento de recaída de cáncer a un 0 por ciento de enfermedad, haciendo que la gente con enfermedades latentes siga este estilo de vida.

Para que esto suceda, todos deben entender los cambios que se operan dentro de sus intestinos cuando comen carne.

La principal razón por la que la ingestión de carne daña nuestros intestinos es porque la carne no contiene fibra, sino una gran cantidad de grasa y colesterol. Además, la carne hace que las paredes del colon se engrosen y se hagan rígidas. Esto sucede porque la falta de fibra en la carne genera una disminución significativa en las heces en el colon, haciendo que el colon trabaje más de lo normal para excretar una pequeña cantidad de heces por la peristalsis. En otras palabras, un exceso de movimientos peristálticos genera que los músculos de la pared intestinal se hagan más gruesos y grandes, haciendo el colon más rígido y corto.

Conforme las paredes del colon se hacen más gruesas, el lumen, que es la cavidad colónica, se estrecha. Aunque la presión interna aumenta en el rígido y angosto colon, cuando se absorben grandes cantidades de grasa con la proteína animal, la capa de grasa que lo rodea se engrosa, añadiendo más presión en la pared intestinal. Y a medida que la presión interna del colon aumenta, la membrana mucosa empuja hacia fuera, formando cavidades o conductos similares a unos bolsillos llamados «divertículos», que generan un padecimiento conocido como «diverticulosis».

Ahora la normalmente pequeña cantidad de heces se vuelve más difícil de transportar a través del colon. Como resultado, el colon acumula heces estancadas (impactadas), las cuales permanecen en el colon durante mucho tiempo. Las heces estancadas se acumulan como si estuvieran adheridas a las paredes del colon y combinadas con la diverticulosis, las heces estancadas entran en esos bolsillos, haciendo su excreción aún más difícil.

Las heces que se acumulan en los divertículos o entre los pliegues producen toxinas. Éstas generan mutaciones genéticas en las células de esas secciones y producen pólipos, que crecen y eventualmente se vuelven cancerosos.

LA DIFERENCIA ENTRE LOS INTESTINOS ESTADOUNIDENSES
Y LOS JAPONESES

Llegué por primera vez a Nueva York como cirujano residente en 1963. En esa época el típico método para examinar el colon era con un enema de bario, un procedimiento que consistía en inyectar bario al colon y después examinarlo con rayos X. Aunque este método podía mostrar si había o no un pólipo grande, no podía detectar los detalles más pequeños o la condición interna del colon. Más aún, la laparotomía –una larga incisión en el abdomen– era necesaria para extirpar el pólipo que se detectaba. La laparotomía representaba una gran carga en el paciente, tanto física como mentalmente. Más aún, con este método de auscultación no era posible determinar si el pólipo era benigno o canceroso hasta que el cirujano lo veía físicamente durante la cirugía de colon.

En ese momento existía un endoscopio llamado protoscopio, que era un tubo metálico recto, pero por más que los médicos lo intentaran sólo podían llegar a ver 20 centímetros más allá del ano.

Entonces, en 1967, compré un esofagoscopio (utilizado para examinar esófagos) fabricado en Japón y descubrí una manera de usar ese visor de fibra de vidrio para examinar el colon. Ése fue mi primer colonoscopio.

Después, cuando se desarrolló un visor largo (de 185 centímetros) específicamente para el colon, lo compré y lo usé para auscultar a mis pacientes. Cuando vi el colon de un norteamericano por primera vez, me sorprendió el mal estado en el que estaba.

Con una dieta carnívora, los cólones norteamericanos eran claramente más rígidos y cortos que los japoneses. Además, al ser más angosto el lumen, se formaban protuberancias similares a anillos en determinadas zonas como si estuvieran atadas con ligas. Tenían muchos divertículos y con frecuencia acumulaciones de heces.

Tal deterioro intestinal genera no sólo enfermedades como cáncer de colon, pólipos colónicos y diverticulosis, sino que mucha gente con intestinos dañados padece males relacionados con el estilo de vida, como fibroides, hipertensión (tensión arterial alta), arterioesclerosis (endurecimiento de las arterias), enfermedades del corazón, obesidad, cáncer de mama, cáncer de próstata y diabetes. Cuando tus intestinos están enfermos, tu cuerpo se debilita gradualmente desde dentro.

Muchos estadounidenses tenían problemas en el colon, y en aquella época se decía que una de cada diez personas tenía pólipos. De hecho, en el departamento de cirugía donde era residente, las operaciones para extirpar pólipos de colon constituían cerca de una tercera parte de todas las cirugías. La situación era tal que las laparotomías se llevaban a cabo todos los días, solamente para extirpar pólipos de uno o dos centímetros. Esto me llevó a pensar si no habría una forma de extraer los pólipos sin aplicar tal carga a los pacientes.

Mientras tanto, en ese momento en Japón se empezaba a utilizar un «fibroscopio con gastrocámara» hecho con fibra de vidrio con lentes en la punta. Entonces, en junio de 1968, tuve el impulso de hacer un pedido a un fabricante japonés. Le pedí diseñar un cable que pudiera ser insertado en un colonoscopio y que pudiera quemar los pólipos sin abrir el abdomen. En 1969, después de consultarlo en repetidas ocasiones con la oficina en Nueva York de esa compañía y después de muchas pruebas, me convertí en la primera persona en el mundo en hacer una polipectomía exitosa, es decir, extirpar un pólipo utilizando un cable de captura a través de un colonoscopio sin abrir el abdomen.

Esta innovación tecnológica se aplicó para extirpar pólipos en el estómago, el esófago y el intestino delgado. Después de que se publicaron mis casos de polipectomías colonoscópicas en la Conferencia de la Sociedad Quirúrgica de Nueva York en 1970 y en la Conferencia Americana de Endoscopia Gastrointestinal en 1971, se estableció un nuevo campo quirúrgico llamado «cirugía endoscópica».

Han pasado más de 30 años desde entonces. En este tiempo, al continuar trabajando en Estados Unidos y en Japón, he observado los cambios en las características gastrointestinales de la gente en ambos países.

Al experimentarse en Japón un periodo de rápido crecimiento en la década de 1960, el país se puso al día y superó a Estados Unidos en muchas cosas. En 1961 se introdujo la leche en los desayunos escolares en Japón y la gente comenzó a ingerir a diario productos lácteos como el queso y el yogur. Al mismo tiempo, las verduras y los pescados, que habían sido el centro de las comidas japonesas, empezaron a ser reemplazados por proteínas animales, transformando gradualmente la dieta de los japoneses en una dieta alta en proteínas y grasas, centrada en hamburguesas, carnes y pollo frito. Esa tendencia continúa en la actualidad.

En contraste, después de la publicación del informe McGovern en 1977, muchos norteamericanos comenzaron a cambiar su dieta. Esas diferencias se hacen evidentes en las características intestinales de la gente de Estados Unidos y la de Japón.

En franca disminución debido a los cambios alimenticios, los alguna vez limpios y saludables intestinos de los japoneses ahora se parecen a los de los norteamericanos que tienen una dieta centrada en la carne. Por otro lado, muchos norteamericanos que se toman en serio su salud y han modificado su dieta alta en proteínas y grasas han experimentado una notoria mejoría de las características intestinales. Como resultado, desde 1990, el índice de pólipos y cáncer de colon en Estados Unidos ha disminuido; esto es una clara evidencia de que puedes mejorar tu salud intestinal si mejoras tus hábitos alimentarios.

POR OTRO LADO, LA INCIDENCIA DE CÁNCER DE ESTÓMAGO EN JAPÓN ES DIEZ VECES MÁS ALTA QUE LA DE ESTADOS UNIDOS

Dado el interés histórico y cultural en Estados Unidos en comer carne, los intestinos de los norteamericanos son generalmente peores que los de los japoneses. Sin embargo, los estómagos de un gran número de japoneses están en peor estado aún que los de los norteamericanos. Al examinar los estómagos de norteamericanos y japoneses encontré que los japoneses son veinte veces más proclives a tener gastritis atrófica, un padecimiento en el cual la mucosa estomacal se reduce. Más aún, dado que la gastritis atrófica aumenta las posibilidades de cáncer de estómago, la relación cáncer de estómago-gastritis atrófica es diez veces más alta en Japón que en Norteamérica.

Tanto en Estados Unidos como en Japón la obesidad es un gran problema. Sin embargo, no hay tantos japoneses obesos como sus homólogos norteamericanos. El hecho es que los japoneses son incapaces de ser obesos. Se puede ver en la lucha de sumo, donde es deber del luchador aumentar de peso. No hay luchadores de sumo con un cuerpo como el de Konishiki (un luchador de sumo estadounidense nacido en Hawai, que pesaba más de 270 kilos y llegó al segundo lugar más alto de ozeki en el sumo japonés).

El japonés no puede ser tan obeso como el norteamericano porque antes de que llegue a ese punto, el japonés presenta problemas estomacales, que evitan que ingiera más comida. En otras palabras, la razón por la que los norteamericanos son capaces de engordar más que los japoneses es que sus aparatos digestivos son más fuertes.

Al examinar estómagos con el endoscopio he encontrado diferencias considerables entre los japoneses y los norteamericanos en lo concerniente a sus síntomas. Cuando examino a japoneses, aunque su estado no sea grave, se quejan de dolor de estómago, con gran incomodidad y acidez. Es interesante notar que he descubierto que los norteamericanos, aunque su estómago o mucosa esofágica estén considerablemente inflamados, rara vez se quejan tanto como los japoneses de acidez y otros problemas.

Una razón de esas diferencias se da por la cantidad de vitamina A existente en la comida norteamericana. La vitamina A no sólo protege a la mucosa estomacal, sino a todas las membranas mucosas, como la ocular y la de la tráquea. El aceite contiene mucha vitamina A. Uno pudiera decir que la dieta de Japón se ha occidentalizado pero el volumen de alimentos como aceite, mantequilla y huevos que consumen los japoneses es mucho menor que el de los norteamericanos. Si piensas en la salud de todo el cuerpo, estos alimentos no son buenos. Pero si los ves únicamente en términos de protección de las membranas mucosas en el cuerpo, tienen algunos efectos positivos.

Otra posibilidad por la cual los norteamericanos tienen un sistema gastrointestinal más fuerte es por el número de enzimas digestivas que poseen en el cuerpo. Las enzimas digestivas descomponen los alimentos y ayudan al cuerpo a absorber los nutrientes. El número de enzimas digestivas determinan la digestión y absorción de la comida. La digestión y la absorción avanzan paso a paso mientras se liberan diferentes enzimas en cada etapa de la digestión. Estas etapas comienzan con la saliva y continúan con el estómago, el duodeno, el páncreas y el intestino delgado. Bajo esas circunstancias, si cada órgano secreta suficientes enzimas digestivas, entonces la digestión y la absorción avanzarán con facilidad. Sin embargo, si se secreta una cantidad insuficiente de enzimas digestivas, entonces causarán indigestión y pondrán una gran carga al resto de los órganos.

La razón por la que muchos japoneses presentan con facilidad síntomas como dolor de estómago o incomodidad, aun cuando su estómago no esté tan mal, es que originalmente tienen un número menor de enzimas digestivas que los norteamericanos.

Más aún, los japoneses tienden a tomar de inmediato medicamentos para el estómago cuando se hacen mayores, mientras que los norteamericanos no lo hacen. Lo que toman los norteamericanos son, sin embargo, suplementos de enzimas digestivas. Pero esos suplementos no se venden en Japón si no es con receta cuando el médico los considera necesarios. En Estados Unidos, las enzimas digestivas son suplementos extremadamente populares. Se pueden comprar con facilidad en herbolarios y en supermercados.

El hecho es que al tomar medicamentos para suprimir la secreción de ácidos en el estómago se acelera el deterioro de la cubierta estomacal. Los muy populares antiácidos y los medicamentos estomacales, como la combinación de los bloqueadores de hidrógeno (H_2) y los inhibidores bombeadores de protones, se anuncian como muy efectivos en la supresión de la secreción de ácidos en el estómago. Sin embargo, si el ácido estomacal se suprime con medicamentos, la mucosa gástrica se atrofia y como resultado se produce lo que ya he explicado anteriormente; a saber, la atrofia de la mucosa gástrica avanza y esto puede derivar en cáncer de estómago.

Si tienes dolor de estómago o pesadez, dile al médico cómo es tu condición física y haz que te recete los suplementos enzimáticos adecuados de acuerdo con tus síntomas. O cómpralos en el herbolario, leyendo la etiqueta con atención. El estado de tu estómago mejorará notablemente al tomar suplementos de enzimas digestivas.

CUANTOS MÁS ANTIÁCIDOS TOMES, PEOR ESTARÁ TU ESTÓMAGO

Hay dos lugares en el cuerpo humano donde un ambiente fuertemente ácido funciona como una medida de protección. Uno es el estómago, y el otro, la vagina. Estos dos lugares tienen fuertes niveles ácidos, de pH entre 1,5 y 3,0, y su función principal es matar a las bacterias.

Cuando te bañas o mientras practicas sexo, las bacterias entran en la vagina y se producen ácidos muy fuertes por los lactobacilos vaginales que matan a las bacterias invasoras.

Las bacterias entran en el estómago cuando comes. Se calcula que entran entre 300 y 400 billones de bacterias en cada comida. Los fuertes ácidos gástricos matan a la mayoría de estas bacterias.

En otras palabras, dado que las bacterias invaden tanto al estómago como a la vagina, éstos tienen que producir ácidos fuertes para matarlas. Comúnmente cuando un ácido estomacal, indispensable para proteger el cuerpo, se suprime con medicamentos, las bacterias con fuertes toxinas cruzan el estómago y pasan a los intestinos, donde pueden causar diarrea y otras enfermedades.

Si la secreción de ácidos gástricos se suprime, la secreción de pepsina y ácido clorhídrico, que activan las enzimas digestivas, también se suprime, dando como resultado una indigestión. Más aún, una cantidad insuficiente de ácidos gástricos hace más difícil absorber el hierro y los minerales como el calcio y el magnesio. Así, las personas que han sido sometidas a una gastrectomía[1] por úlceras gástricas o cáncer en el estómago, siempre son anémicas porque ya no secretan ácidos gástricos y son incapaces de absorber el hierro.

Aún más, al suprimir los ácidos gástricos se destruye el equilibrio bacterial en el intestino, debilitando el sistema inmunológico. Se dice que en el intestino humano residen

---

1. Extirpación parcial o total del estómago.

unos 100 trillones de bacterias de 300 variedades diferentes. Entre ellas están las llamadas bacterias buenas, como el *Lactobacillus bifidus* (bifidobacterias), y las bacterias malas, como la bacteria de Welsh. La mayoría de las bacterias en el intestino, sin embargo, no son buenas ni malas, sino bacterias intermedias. Estas bacterias intermedias tienen propiedades únicas, de forma que si el número de bacterias buenas en el intestino se multiplica, las bacterias intermedias se vuelven buenas; si el número de bacterias malas se multiplica, las intermedias se vuelven malas. Así, las intermedias mueven el equilibrio entre las bacterias buenas y malas, y ese equilibrio determina la salud general del ambiente intestinal.

Si la secreción de ácidos gástricos es insuficiente, las enzimas digestivas no se pueden activar, dando como resultado que los alimentos sin digerir avancen hacia los intestinos. Los alimentos que debían haber sido inicialmente digeridos y absorbidos por el intestino permanecen sin alterarse en el colon. La temperatura dentro del colon humano es de 37 °C, que es como la del calor veraniego. La comida sin digerir se descompone y se produce una fermentación anormal. Como resultado, el número de bacterias malas se multiplica anormalmente en el colon, debilitando el sistema inmunológico.

De esta manera, cuantos más antiácidos tomes, más daño generarás a tu cuerpo. Para evitar este daño necesitas prevenir la acidez o la sensación de distensión abdominal que te hacen tomar antiácidos. Si entiendes la causa de la acidez o la distensión, puedes evitarlas con un poco de precaución.

La acidez se da cuando los ácidos gástricos fluyen hacia el esófago, que es susceptible a ellos porque tiene un ambiente típicamente alcalino. Por lo tanto, cuando los ácidos gástricos suben por el esófago, la gente inconscientemente traga saliva alcalina, y lava así el ácido gástrico que asciende. Sin embargo, cuando comes de más o algo te ha sentado mal, el ácido sube y es difícil que la saliva limpie el estómago, el resultado son ulceraciones similares a arañazos llamadas erosiones esofágicas. Ante esa situación si los ácidos gástricos fluyen al esófago, es como si curásemos una herida con alcohol, lo que generamos son síntomas de dolor o incomodidad comúnmente llamados acidez. Y el alivio que sientes después de tomar antiácidos se debe a que la secreción de ácidos gástricos ha desaparecido.

En otras palabras, para suprimir la acidez todo lo que tienes que hacer es evitar el flujo del contenido del estómago al esófago. Y para lograrlo debes comer y beber con moderación, y evitar: el tabaco, el alcohol y el café. Otra cosa importante es cenar cuatro o cinco horas antes de acostarte para que tu estómago esté vacío antes de irte a dormir.

En la mucosa estomacal hay pequeñas proyecciones llamadas vellos, que secretan ácidos gástricos. Sin embargo, si uno continúa tomando antiácidos para suprimir la secreción de ácidos gástricos, los vellos se hacen cada vez más cortos, con lo que se debilita su función. Esto se conoce como atrofia de la mucosa. Al avanzar la atrofia de la mucosa, la mucosa gástrica se va reduciendo y causa inflamación: la gastritis atrófica. Los estómagos con gastritis atrófica fácilmente se vuelven un caldo de cultivo para el *Helicobacter pylori (H. pylon/H. pylori)* y otras clases de bacteria que empeoran consistentemente la inflamación del estómago y, al final, pueden generar cáncer.

La infección por *Helicobacter pylori* es común en Estados Unidos y los individuos infectados tienen de dos a seis veces más riesgo de desarrollar cáncer de estómago. El *Helicobacter pylori* se puede ocultar en las células mucosas o dentro del moco que protege la mucosa gástrica de los ácidos gástricos. Dado que el *Helicobacter pylori* se contrae por vía oral, la velocidad de infección aumenta con la edad y se estima que la incidencia de infección en personas mayores de 50 años es del 50 por ciento.

Infectarse con *Helicobacter pylori* no siempre conduce al cáncer estomacal, pero para que no se multiplique es mejor evitar en lo posible los medicamentos estomacales, incluidos los antiácidos.

TODOS LOS MEDICAMENTOS SON AJENOS AL CUERPO

Los norteamericanos toman medicamentos de forma muy despreocupada. Aunque sea necesario tratar algunos padecimientos, estoy convencido de que todos los medicamentos, con receta o sin ella, son básicamente nocivos para el cuerpo a largo plazo. Algunos creen que las medicinas naturales no tienen efectos secundarios y son beneficiosas, pero eso es un error. Sean productos químicos o naturales no cambia el hecho de que los medicamentos en general son ajenos al cuerpo.

La última vez que estuve enfermo tenía 19 años, cuando me dio gripe, por lo que casi no he tomado medicamentos en mi vida. Soy como el canario del proverbio en una mina de carbón. Dado que no he tomado medicamentos durante varios años, no consumo alcohol ni tabaco y sólo como alimentos que no contengan químicos agrícolas ni aditivos, tendré una reacción fuerte a cualquier medicamento cuando lo necesite. Por ejemplo, si tomo una sopa miso que contenga condimentos sintéticos, mi pulso sube 20 pulsaciones y puedo sentir claramente que me sonrojo. Aunque sólo beba una taza de café, mi tensión arterial aumenta de diez a 20 puntos.

En estos días muchas personas que como yo reaccionan a pequeñas cantidades de medicamentos son clasificadas como «hipersensibles a los medicamentos», pero considero esto un título poco apropiado. El cuerpo humano es así en su estado natural. Dado que la mayoría de la gente consume alcohol, tabaco, cafeína y refrescos, y come alimentos con aditivos y condimentos sintéticos, desarrollan una tolerancia a las sustancias químicas y se insensibilizan a los estímulos.

Sin embargo, también soy médico. Receto ocasionalmente medicamentos a mis pacientes cuando es necesario. Mientras los doctores sigamos recetando medicamentos, tendremos la responsabilidad de al menos escoger medicinas que afecten menos al cuerpo. Por esta razón, antes de recetar cualquier medicamento siempre lo pruebo en mi cuerpo, que reacciona con sensibilidad a las drogas. Esto implica la ingesta de un cuarto o un octavo de la dosis recomendada y veo la reacción de mi cuerpo. Verifico la seguridad del medicamento experimentándolo en mí mismo.

En Norteamérica, por supuesto, los efectos ampliamente conocidos de los medicamentos están escritos con detalle. Aun así, si no lo tomo yo, nunca sabré el verdadero efecto de la droga. De hecho, muchos tipos de medicamentos producen reacciones que no están descritas en los prospectos. De este modo, puedo explicar tanto mi experiencia personal como el lado descrito a mis pacientes y sólo con un entendimiento total les receto una medicina.

En los últimos años, sin embargo, he dejado de usar mi propio cuerpo para probar los efectos de los medicamentos porque uno que probé me puso en una situación en la que pensé que por poco moría. Ese medicamento era una popular droga para combatir la disfunción eréctil en los hombres.

Al principio, traté de partir la pastilla de 50 miligramos, la dosis más pequeña disponible, a la cuarta parte de su tamaño. Sin embargo, la pastilla estaba tan dura que no la podía romper, por más que me esforzara. Por lo tanto, raspé un poco del medicamento, puse el polvo en la punta de mi dedo y lo chupé. Aunque la cantidad que ingerí no era siquiera una séptima parte de la normal, el sufrimiento que experimenté fue atroz. Cuando lo pienso ahora estoy muy contento de no haber tomado más.

Los efectos aparecieron en sólo diez minutos. La primera reacción que experimenté fue congestión nasal. Después comencé a tener dificultad para respirar; empecé a sentir la cara hinchada. La dificultad para respirar empeoró hasta el punto de pensar que me ahogaría y moriría. A decir verdad, la erección fue la última cosa en la que pensé. En ese momento experimenté tal sufrimiento y ansiedad que rogué no morir en el acto.

Lo que aprendí de esto fue que cuanto más rápidos son los efectos del medicamento, mayor es su toxicidad. Cuando escojas un medicamento, por favor no olvides que cuanto más efectiva sea la droga que produce un alivio inmediato, más perjudicial será para tu cuerpo que otras muchas medicinas.

Aun con los medicamentos gastrointestinales hay varios efectos secundarios inesperados. Por ejemplo, si un hombre toma con regularidad antiácidos como inhibidores del hidrógeno (H_2), existe la posibilidad de que pueda experimentar disfunción eréctil. También existen datos que muestran una clara caída en el número de espermatozoides. Por esta razón es por la que no exagero cuando digo que los problemas que hemos visto en los últimos años relacionados con la esterilidad masculina pueden atribuirse a los diferentes antiácidos en el mercado.

Entre la gente que está acostumbrada a recibir medicamentos con receta, hay algunos que quizá no sepan qué sustancia están tomando o cuáles son los efectos directos y secundarios de la misma. Cualquier tipo de medicamento representa cierta carga para el cuerpo y, por consiguiente, es importante saber cuáles son sus riesgos.

LA ACIDEZ ES UNA ADVERTENCIA DE TU CUERPO; PRÉSTALE ATENCIÓN

A lo largo de los años he notado que mis pacientes con cáncer de mama comúnmente tienen características intestinales malas, como diverticulosis y heces acumuladas. Se cree que el cáncer de mama y de colon no están relacionados. Pero lo que he visto en mi ejercicio profesional indica que existe una fuerte relación entre ellos.

Los investigadores tratan desesperadamente de encontrar la causa del cáncer pero en realidad no se genera por un solo factor. Esto es verdad asimismo para otras enfermedades, ya que los diferentes factores que nos rodean –los alimentos, el agua, los medicamentos, la falta de ejercicio, el estrés, el ambiente en el que vivimos– influyen de forma intrincada en nuestros cuerpos y nos conducen a desarrollar enfermedades.

Debido al avance de los campos especializados en la práctica de la medicina hay una tendencia a ver sólo un área particular del cuerpo donde se desarrolla una enfermedad. Cuando los pacientes se quejan de acidez, muchos doctores les dicen que tomen medicamentos para suprimir la secreción de ácidos gástricos ya que creen que la causa de la acidez es la «hiperacidez gástrica». En otras palabras, piensan que se producen demasiados ácidos gástricos y que esa hipersecreción necesita ser suprimida con medicamentos.

Es verdad que si suprimes la secreción de los ácidos gástricos, los síntomas de acidez desaparecerán. Pero, como dije antes, esta forma de tratamiento generará un daño grave y aplicará estrés en otras partes del cuerpo. Creo que la idea de que la acidez, el reflujo ácido y la indigestión ácida sean el resultado de la «hiperacidez gástrica» es un error. De hecho, *no existe tal exceso de ácidos gástricos*. Los ácidos gástricos se producen porque son necesarios para mantener el equilibrio y la salud general del organismo. Al eliminar este mecanismo natural del cuerpo con medicamentos pienso que sólo se consigue acortar la esperanza de vida.

El cuerpo humano está constituido por un sistema muy intrincado y finamente equilibrado. Dicho sistema también funciona dentro de los aproximadamente 60 trillones de células que forman el cuerpo humano. Si estás seriamente interesado en tu salud, piensa en tu cuerpo desde un aspecto celular.

Nuestras células siempre se reemplazan por células nuevas. Las células en ciertas áreas del cuerpo se regeneran en varios días, mientras que en otras el proceso puede durar varios años. Y al final todas son reemplazadas. Estas nuevas células están hechas del agua y la comida que consumimos a diario. Basándonos en esto podemos decir que la calidad del agua y la comida que consumimos determinan nuestra salud.

Por lo tanto, nuestro sistema gastrointestinal, que absorbe la comida y el agua que ingerimos, es la base de nuestro cuerpo. Si la calidad de los alimentos y el agua es mala, el sistema gastrointestinal será el primero en sufrirlo. Después los malos elementos que son absorbidos se transportarán por los vasos sanguíneos a todas las células del cuerpo. No importa lo malos que sean los ingredientes, las células sólo pueden usar los materiales que se transportan para fabricar nuevas células. De esta forma, la calidad de la comida y del agua determinan la salud de todo nuestro cuerpo.

Después de que descubrí que las características gastrointestinales reflejan el estado de salud de todo el organismo, pedí a mis pacientes que rellenaran cuestionarios sobre su dieta y el estilo de vida. Lo hice para saber lo que era malo o bueno para el cuerpo sin la influencia del «sentido común» que tenía hasta entonces. Llegué a mis conclusiones tras observar mis resultados clínicos. Lo que sucede dentro del cuerpo humano es diferente a lo que ocurre en un experimento de laboratorio. La única forma de descubrir la verdad es preguntando directamente al cuerpo.

EL NÚMERO DE ENZIMAS ES FUNDAMENTAL PARA TU SALUD

Al ordenar los resultados de mi cuestionario y diferentes datos clínicos encontré que hay un factor que desempeña un papel central para mantener la salud de un individuo. Este factor es el de la enzima prodigiosa.

Como mencioné anteriormente, una enzima es un término general para «un catalizador proteico producido dentro de las células de un ser vivo». En palabras más llanas, es un elemento necesario para que un ser vivo siga existiendo.

Sea un animal o una planta, dondequiera que haya vida encontrarás enzimas. Por ejemplo, un brote germina de una semilla porque operan las enzimas. Las enzimas también trabajan cuando un brote crece en una hoja. Las actividades de nuestro cuerpo están apoyadas por muchas enzimas. La digestión, la absorción, el metabolismo de reemplazo de células viejas por nuevas, la descomposición de las toxinas y la desintoxicación son el resultado de las funciones enzimáticas.

De las más de 5.000 clases de enzimas que trabajan en el cuerpo humano hay dos grandes categorías: las que se fabrican dentro del cuerpo y las que vienen del exterior en los alimentos. Entre las enzimas fabricadas en el cuerpo, alrededor de 3.000 tipos se fabrican por las bacterias intestinales.

Por lo general las personas con un buen estado gastrointestinal comen muchos alimentos frescos, con muchas enzimas. Esto no sólo significa que se consumen enzimas del exterior, sino que se genera el ambiente propicio que hace que las bacterias intestinales produzcan enzimas de forma activa.

En cambio las personas con problemas gastrointestinales siguen unos hábitos y el estilo de vida que aceleran el agotamiento de las enzimas. El uso habitual del alcohol y el tabaco, el exceso de comida, la ingesta de alimentos con aditivos, los ambientes estresantes y el uso de medicamentos agota un gran número de enzimas. Otros factores que consumen enormes cantidades de enzimas incluyen la ingesta de malos alimentos que producen toxinas dentro del colon, al ser expuestos a rayos ultravioleta y ondas electromagnéticas que producen radicales libres, lo que requiere una desintoxicación enzimática y origina estrés emocional.

Lo que concluimos de esto es que es necesario desarrollar un estilo de vida que incremente las enzimas de tu cuerpo en lugar de agotarlas. Esto se ha convertido en la base de la dieta y el estilo de vida de la enzima prodigiosa.

Si un cuerpo tiene abundantes enzimas, su energía vital y sistema inmunológico se amplifican. Evita el agotamiento de tus enzimas corporales –mantén un nivel suficiente de enzimas– y tu cuerpo estará sano.

Actualmente un ser vivo es el único que puede producir enzimas. Aunque podemos fabricar alimentos que contengan enzimas de forma artificial, como los alimentos fermentados, son los microorganismos como las bacterias los que producen esas enzimas. Por lo tanto, aunque podamos crear un ambiente en el que los microorganismos produzcan enzimas, no podemos sintetizarlas artificialmente ni producirlas.

Por esta razón la dieta y el estilo de vida de la enzima prodigiosa remarcan la importancia de la comida. Como dije
antes, consumir alimentos que contengan enzimas genera
un ambiente intestinal que facilita su producción. Si todos
los seres vivos tienen un potencial enzimático predeterminado, éste se vuelve aún más vital en quienes viven en ambientes llenos de estrés y contaminantes, por eso recomiendo que se consuman y se haga un buen uso de las enzimas
producidas por otros seres vivos.

TODO TERMINA EN LAS ENZIMAS MADRE

Aunque he hablado en general de las «enzimas», se necesitan más de 5.000 tipos de enzimas diferentes para que los
individuos desarrollen sus actividades diarias. Tal diversi-
dad se debe a que cada enzima tiene una sola función.

Por ejemplo, la enzima digestiva amilasa, que se encuentra en la saliva, reacciona sólo a los almidones, mientras
que la pepsina, que se encuentra en los jugos gástricos, reacciona sólo a las proteínas.

Si lo ves de esta manera se nos presenta una cuestión. Ésta
es que sin importar cuántas enzimas añadamos a nuestro
cuerpo con la comida y las bacterias intestinales, ¿cómo podemos estar seguros de que estamos consumiendo el «tipo
correcto» de enzima, la que necesita nuestro cuerpo en un
determinado momento?

El hecho es que aunque comas alimentos ricos en enzimas, esas enzimas no son absorbidas comúnmente y usadas
por el cuerpo de forma directa. Algunas enzimas, como las
que se encuentran en los rábanos chinos o en el boniato,

trabajan directamente los órganos digestivos como la boca y el estómago. Pero ésas son las excepciones. La mayoría de las enzimas de los alimentos se descomponen en el proceso de la digestión y se absorben por el intestino en forma de péptidos o aminoácidos.

Puedes preguntarte por qué esas enzimas son importantes si no las puedes absorber y utilizar directamente. Pero ésa no es la cuestión. Los datos clínicos de que dispongo muestran con claridad que las personas cuyas dietas son abundantes en enzimas también tienen un nivel más alto de enzimas corporales.

¿Qué es lo que pasa en el cuerpo para que produzca más enzimas? Desde este punto explicaré mi teoría, basada en 40 años de práctica médica diaria, examinando cientos de miles de tractos digestivos. Al observar mis datos clínicos desarrollé la teoría de que debe existir una enzima prototipo –una enzima madre– que me gustaría llamar «enzima prodigiosa».

Comencé a pensar que habría una enzima prototipo porque noté que cuando una gran cantidad de una enzima específica se utiliza en una zona especial del cuerpo, aparece una deficiencia de las enzimas necesarias en otras partes del cuerpo. Un ejemplo de esto, que mencioné con anterioridad, es que cuando se consume una gran cantidad de alcohol se origina una deficiencia en el número de enzimas necesarias para la digestión y absorción en otras áreas.

Desde esta observación llegué a la conclusión de que varios miles de tipos de enzimas se originan a partir de un prototipo, el cual se forma primero y, en respuesta a una necesidad específica, se convierte en una enzima específica y se usa donde se necesita.

Las enzimas son responsables de todas las funciones corporales. El movimiento de los dedos, la respiración y el latido del corazón son actividades posibles por el trabajo de las enzimas. Pero el sistema sería ineficaz si cada enzima usada para una actividad particular se produjera desde el principio en su forma final, sin importar las necesidades cambiantes del cuerpo.

Si mi teoría es correcta, cuando un órgano o parte del cuerpo usa una cantidad excesiva de su abastecimiento enzimático, al cuerpo le cuesta trabajo mantener la homeostasis, es decir, reparar las células y apoyar los sistemas nervioso, endocrino e inmunológico, ya que agota las enzimas madre y genera una deficiencia enzimática en otras áreas.

La otra razón por la que creo en la existencia de enzimas madre es que el uso habitual de alcohol, tabaco y otras drogas hará que tu cuerpo desarrolle tolerancia a esas sustancias.

Por ejemplo, si bebes alcohol se absorbe en el estómago e intestinos, se acumula en el hígado y se descompone por enzimas específicas para el alcohol. Hay varios tipos de enzimas trabajando en el hígado para este propósito. Sin embargo, la velocidad de descomposición del alcohol difiere de forma considerable de una persona a otra. La gente que metaboliza rápidamente el alcohol tiene más enzimas disponibles que descomponen el alcohol en el hígado. Esta gente presenta una alta tolerancia al alcohol. Por otro lado, la gente con baja tolerancia al alcohol tiene muy pocas enzimas disponibles para descomponer el alcohol.

Sin embargo, aun la gente que inicialmente tiene baja tolerancia al alcohol puede aumentar su tolerancia y al final ser capaz de beber mucho. Cuando el hígado reconoce que tiene una demanda específica, el cuerpo se ajusta para concentrar las enzimas en el metabolismo del alcohol.

De esta manera el número de enzimas en un área particular del cuerpo cambia conforme se necesita. ¿Y cómo es posible esto? Es la existencia de una enzima madre que se puede convertir en cualquier tipo de enzima. Cuando consumimos alimentos que contienen enzimas, las enzimas madre se almacenan en el cuerpo, listas para ser utilizadas cuando aparezca la necesidad.

En este momento la existencia de una enzima madre es todavía una teoría, pero tengo evidencias a partir de los datos clínicos que he reunido.

¿POR QUÉ LOS MEDICAMENTOS CONTRA EL CÁNCER NO CURAN EL CÁNCER?

Ya he hablado del daño que los medicamentos tienden a ejercer sobre el cuerpo. El mayor problema es que las drogas agotan grandes cantidades de enzimas madre. De todas las drogas, las más peligrosas para las enzimas madre son las que se usan para combatir el cáncer.

Bajo la práctica médica, las drogas de la quimioterapia se usan durante un periodo corto de tiempo posterior a la cirugía de cáncer para evitar que la enfermedad se extienda, aun cuando no haya evidencia de que el cáncer presente metástasis. Envenenan muchas células del cuerpo, normales o malignas, con la esperanza de que el cuerpo regenerará las sanas mientras que las anormales, las malignas, morirán completamente.

Ya que las drogas de la quimioterapia son venenos mortales, no las uso sino en situaciones extraordinarias. Por ejemplo, aunque el cáncer se encuentre fuera del colon y los ganglios linfáticos, evito la quimioterapia. Mi plan de tratamiento consiste primero en extirpar quirúrgicamente la parte invadida por el cáncer y, una vez que el cáncer visible es extirpado, entonces comenzaré a eliminar lo que pienso que puede ser la causa del cáncer en mi paciente.

No es necesario decir que primero les quito el tabaco y el alcohol y les pido que dejen de consumir carne, leche y otros lácteos. Con la dieta y el estilo de vida de la enzima prodigiosa también tienes que ajustar tu perspectiva mental, entrenar tu conciencia para atraer la mayor cantidad de pensamientos y sentimientos posibles. De esta forma mi plan de tratamiento evita la recaída del cáncer por medio de la amplificación de la inmunidad del cuerpo a través de una mejor salud física y mental.

Las enzimas son responsables de la reparación y la regeneración celulares, el mantenimiento del sistema inmunológico y otras actividades vitales. El número de enzimas madre en el cuerpo determina si el sistema inmunológico funciona de forma adecuada o no.

Considero las drogas para combatir el cáncer, así como la quimioterapia, como venenosas porque cuando entran al cuerpo liberan grandes cantidades de radicales libres altamente tóxicos. Al hacerlo, estas drogas matan las células cancerígenas y muchas células normales también mueren en el proceso. El viejo dicho de «combate al fuego con fuego» probablemente retrata cómo trabajan los médicos que usan drogas anticáncer. Al mismo tiempo, las drogas de la quimioterapia también pueden ser consideradas carcinógenas.

En todo momento el cuerpo humano trabaja para mantener la homeostasis. Ésta es la razón de por qué, cuando se acumulan grandes cantidades de radicales libres altamente tóxicos en el cuerpo, las enzimas madre en todo el organismo se transforman en enzimas que desintoxican esos radicales libres. El cuerpo hace su mayor esfuerzo para neutralizar el enorme daño causado por los radicales libres.

Seguramente hay mucha gente que ha vencido al cáncer con quimioterapia, pero mucha de esa gente es joven y muy probablemente haya retenido una buena cantidad de sus enzimas madre. Los niveles de enzimas madre disminuyen con la edad. Por supuesto que hay diferencias entre los individuos, pero la quimioterapia tiene más posibilidades de funcionar en pacientes jóvenes porque tienen más enzimas madre para ayudar al cuerpo a recuperarse del estrés del tratamiento.

Los efectos secundarios bien conocidos de la quimioterapia son la pérdida del apetito, las náuseas y la caída del cabello, pero creo que todos estos síntomas se dan porque una gran cantidad de enzimas madre se están usando para desintoxicar. El número de enzimas madre consumidas para el proceso de desintoxicación después de la quimioterapia debe ser enorme.

Cuando no hay suficientes enzimas digestivas, el individuo experimenta una pérdida de apetito. Al mismo tiempo, el metabolismo celular disminuye dada la insuficiencia de enzimas metabólicas y la membrana mucosa del estómago e intestinos se hace irregular, provocando náuseas. La deficiencia de enzimas metabólicas produce una piel escamosa, la ruptura de las uñas y la caída del pelo (aunque existe una diferencia en la gravedad, lo mismo sucede cuando otro tipo de medicamentos entran al cuerpo).

Los medicamentos no pueden fundamentalmente curar enfermedades. El único camino esencial para curar cualquier enfermedad estriba en nuestro estilo de vida diario.

¿POR QUÉ NO HAY UNA RECAÍDA DE CÁNCER EN LA GENTE QUE SIGUE LA DIETA Y EL ESTILO DE VIDA DE LA ENZIMA PRODIGIOSA?

Los tumores se forman cuando las células anormales se multiplican y se convierten en masas de tejido. Pueden ser tumores benignos, no tener metástasis o infiltrarse en otras partes del cuerpo con un crecimiento limitado. O pueden ser invasivos, tumores malignos; cáncer.

Cuando se diagnostica cáncer, lo primero que se analiza es si el cáncer tiene metástasis. Si es así, se hace difícil la extirpación quirúrgica de todas las partes afectadas y tener una recuperación total.

La metástasis significa la aparición del cáncer en una región distinta adonde el cáncer se desarrolló inicialmente. En general el cáncer forma metástasis cuando las células cancerígenas viajan a través de los ganglios linfáticos y vasos sanguíneos a otros órganos, donde se multiplican. Pero mi manera de pensar es ligeramente diferente. Creo que sólo el proceso de las células cancerígenas multiplicándose en un lugar tiene repercusiones en otros órganos, haciendo que todo el cuerpo sea más proclive al cáncer.

Normalmente el cáncer se descubre cuando el tumor ha crecido hasta un centímetro de diámetro. Un tumor se desarrolla a partir de una célula cancerígena que se multiplica. Se necesitan varios cientos de millones de células para formar un tumor.

Por lo tanto, se necesita algún tiempo para formar un tumor. El cáncer es una enfermedad relacionada con el estilo de vida. Por lo tanto, la aparición del cáncer en algún lugar significa que probablemente haya células cancerígenas que no se han convertido todavía en tumores en otras partes del cuerpo. Estas células son como una serie de bombas de tiempo sembradas en todo el cuerpo. Lo que determina qué bombas van a explotar primero son factores como las características hereditarias y el ambiente en el que se vive. Para alguien que come muchos alimentos que contienen agroquímicos y aditivos, el hígado, que controla el proceso de desintoxicación, puede ser el lugar donde la bomba explote inicialmente. Para la gente que tiene horarios irregulares de comida y bebe té o toma antiácidos de manera regular, las bombas en su estómago pueden explotar primero. Aun si el estilo de vida es el mismo, el lugar donde la primera bomba explota puede diferir dependiendo de factores hereditarios. En otras palabras, el cáncer no es una enfermedad localizada que invada sólo un área del cuerpo. Es una enfermedad de todo el cuerpo que lo afecta totalmente.

La razón por la que el cáncer se esparce o genera metástasis por todos lados es que las bombas plantadas por el cuerpo explotan una después de la otra con una diferencia de tiempo. Considerando esto, se vuelve más cuestionable si la extirpación del área enferma primaria, incluidos los ganglios linfáticos y los vasos sanguíneos, es el tratamiento correcto.

Se considera peligroso extirpar quirúrgicamente el cáncer de su sitio primario si ves la metástasis, ya que la extirpación acelerará el crecimiento de la metástasis en otras partes del cuerpo. Sin embargo, esto es natural sólo si crees en el cáncer como una enfermedad global del cuerpo. Si quitas órganos, ganglios linfáticos y vasos sanguíneos de un cuerpo de por sí bajo en energía, es lógico que las funciones inmunológicas del organismo se deterioren con mayor rapidez.

En los casos de cáncer de colon no quito el mesenterio[2] para evitar que el cáncer se propague hacia los ganglios linfáticos en otras áreas. Creo que se hace más daño al perder ganglios linfáticos que dejando un pequeño cáncer intacto.

En la medicina moderna se piensa que a menos que el cáncer sea extirpado quirúrgicamente, el órgano enfermo no se curará solo. Pero ésa no ha sido mi experiencia. El sistema inmunológico y la fuerza de curación natural de los seres humanos parecen ser más poderosos de lo que se cree comúnmente. Como prueba de esto, mis pacientes que aún tienen un pequeño cáncer en los ganglios linfáticos pero que siguen mi terapia de dieta no experimentan recaída de cáncer.

Si mejoras tus hábitos alimentarios y sigues la dieta y el estilo de vida de la enzima prodigiosa, las enzimas madre, que son la energía vital, serán agregadas en grandes cantidades. Al mismo tiempo, los hábitos del estilo de vida que agotan las enzimas madre se corrigen, por lo que se dan be-

---

2. Cualquiera de los diferentes pliegues del peritoneo que conecta los intestinos a la pared abdominal dorsal.

neficios paralelos. El número de enzimas madre se restaura lo suficiente, y así se fortalece el potencial inmunológico del cuerpo y se activan las células inmunológicas para suprimir la recaída del cáncer.

Hay un límite a esta terapia. Si el cáncer ha avanzado a su etapa terminal, no importa cuánto mejores tu dieta o tu estilo de vida o los suplementos que te den para mejorar tu sistema inmunológico, será muy difícil restaurar por completo las funciones normales de tu cuerpo. Esto es porque las enzimas madre ya se han extinguido.

Sin embargo, en mi experiencia clínica, aun personas con una tercera parte de la circunferencia interna del colon invadido con cáncer no tienen recaída de cáncer y pueden recuperar su salud si, después de que se ha extirpado el cáncer, siguen la dieta y los hábitos alimentarios adecuados y toman suplementos en lugar de quimioterapia para permitir que sus enzimas madre funcionen de forma más eficiente.

La mayoría de mis pacientes vienen para exámenes de rutina, por lo que no veo a muchos con cáncer avanzado. Sin embargo, ninguno de los pacientes con cáncer que siguen la dieta y el estilo de vida de la enzima prodigiosa después de la cirugía ha presentado ninguna recaída o metástasis. Este hecho merece una mayor atención.

EL VALOR LIMITADO DE LAS DROGAS

De nuevo, en lo más fundamental, la mayoría de las drogas no curan enfermedades. Las drogas pueden ser útiles cuando hay un fuerte dolor o una hemorragia o en emergencias para suprimir síntomas que tienen que aliviarse. Incluso yo receto de vez en cuando supresores de hidrógeno (H_2) como antiácidos, a pacientes que presentan hemorragias o dolor de estómago por úlceras. Pero aconsejo a mis pacientes que se abstengan de tomar esos medicamentos durante más de dos o tres semanas. Mientras alivio el dolor con el medicamento elimino la causa de la úlcera. Hay varias causas para la formación de úlceras, como el estrés y la cantidad, calidad y tiempo de las comidas, y a menos que se combatan esas causas, ninguna medicina será efectiva para curar el padecimiento. Aun cuando pueda parecer que la úlcera ha sido temporalmente curada con medicamentos, es casi seguro que aparecerá de nuevo.

El único camino fundamental para la cura de cualquier enfermedad estriba en nuestro estilo de vida diario. Por lo tanto, una vez que se elimina la causa y la úlcera estomacal se curó, para evitar que ésta reaparezca es importante seguir los hábitos dietéticos adecuados con regularidad.

Las enzimas madre no se producen automáticamente. Si cuidas tu alimentación y practicas hábitos saludables con los que no desperdicies enzimas, la vida produce la energía que tu cuerpo necesita. Saber cómo limitar la degradación innecesaria de tus preciadas enzimas madre es el secreto para curar enfermedades y disfrutar de una vida larga y saludable.

LAS DIETAS DE SENTIDO COMÚN PUEDEN SER PELIGROSAS PARA TU CUERPO

Si reexaminamos el concepto de sentido común, relacionado con la comida y la digestión, vemos que muchas cosas que solemos considerar buenas para el cuerpo, de hecho trabajan contra los mecanismos naturales del mismo.

Tomemos, por ejemplo, las comidas que se piensan buenas para la gente enferma. El caldo de pollo es el alimento favorito para los enfermos en Estados Unidos. Los alimentos blandos como el pan blanco y el pudín son considerados buenos para pacientes con úlcera. Si estás hospitalizado en Japón, sin importar tu estado físico, el hospital inmediatamente te dará arroz. Los hospitales creen que son amables con sus pacientes, en especial con aquellos que han sufrido una cirugía interna, diciéndoles «vamos a empezar con un poco de arroz para que no pongamos mucha carga en tu estómago y en tus intestinos». Pero éste es un gran error.

Le doy a mis pacientes alimentos normales desde el principio, incluso si se sometieron a una operación de estómago. Si sabes cómo funcionan las enzimas, entonces comprendes de inmediato por qué los alimentos sin procesar son mejores que los cocinados. Son mejores porque requieren que los mastiques bien. La masticación estimula la secreción de saliva. Las enzimas digestivas que se encuentran en la saliva, cuando se mezclan con la comida al masticar, mejoran la digestión y la absorción porque el avance de la descomposición de la comida se produce poco a poco. Sin embargo, la comida cocinada es suave para empezar, por lo que se traga sin ser masticada correctamente. Lo que se guisa no se digiere bien porque no se ha mezclado con las suficientes enzimas, mientras que la comida normal que se mastica bien se digiere bien.

He servido sushi normal a pacientes tres días después de ser sometidos a una operación de estómago. Pero entonces los instruyo para que mastiquen cada bocado 70 veces. Masticar bien es muy importante y no sólo para los enfermos. Para facilitar el proceso de digestión y absorción aconsejo a la gente, aun a aquella sin ningún problema gastrointestinal, que mastique conscientemente de 30 a 50 veces cada bocado en cada comida.

El otro error común que se ve en los hospitales es la leche. Los principales nutrientes que contiene la leche son proteínas, grasa, glucosa, calcio y vitaminas. La leche es muy popular dado que aporta mucho calcio y se supone que evita la osteoporosis.

Pero la verdad es que no hay alimento más difícil de digerir que la leche. Dado que la leche es una sustancia líquida y suave, algunas personas la beben como agua cuando tienen sed, lo cual es un gran error. La caseína, que representa el 80 por ciento de la proteína que se encuentra en la leche, se acumula nada más entrar al estómago, haciendo la digestión muy difícil. Más aún, ese componente es homogeneizado en la leche que venden en las tiendas. La homogeneización significa que igualan la cantidad de grasa en la leche por agitación. La razón por la cual la homogeneización es mala es porque cuando agitamos la leche, se mezcla con aire, volviendo la grasa de la leche en una sustancia grasosa oxidada, grasa en estado de oxidación. En otras palabras, la leche homogeneizada produce radicales libres y ejerce un efecto muy negativo en el organismo.

La leche que contiene grasa oxidada entonces se pasteuriza a altas temperaturas, superiores a los 100 °C. Las enzimas son sensibles al calor y comienzan a destruirse a los 93 °C. Es decir, la leche que se vende en las tiendas no sólo carece de las preciadas enzimas, sino que la grasa está oxidada y la calidad de las proteínas cambia debido a las altas temperaturas. En cierto sentido, la leche es el peor tipo de alimento.

De hecho, he oído que si un becerro es alimentado con leche que venden en tiendas, en lugar de con leche recién ordeñada, morirá en cuatro o cinco días. La vida no se puede sostener con alimentos que no tienen enzimas.

LA LECHE CAUSA INFLAMACIÓN

La primera vez que supe lo mala que era la leche para el organismo fue hace más de 35 años, cuando mis hijos desarrollaron dermatitis atópica[3], a los 6 o 7 meses. La madre de los niños siguió las instrucciones del pediatra, pero sin importar cuánto tratamiento recibieron, la dermatitis no mejoró en absoluto. Entonces, cuando cumplió 3 o 4 años, mi hijo comenzó a tener una fuerte diarrea. Y finalmente comenzó a presentar sangre en las heces. Después de examinarlo con un endoscopio descubrí que el niño manifestaba una etapa temprana de colitis ulcerosa[4].

Al saber que la colitis ulcerosa está fuertemente ligada a la dieta, me concentré en determinar qué tipo de alimento comía el niño. Al parecer, justo cuando el niño comenzó a desarrollar una dermatitis atópica, mi esposa había dejado de darle el pecho y había comenzado a alimentarlo con leche elaborada, siguiendo la recomendación del pediatra. Eliminamos la leche y los productos lácteos de la dieta de los niños desde ese momento. Así, la sangre en las heces y la diarrea, y hasta la dermatitis atópica, desaparecieron por completo.

---

3. Inflamación grave de la piel.
4. Inflamación grave con úlceras en el interior del colon.

Siguiendo esa experiencia, comencé a obtener una lista pormenorizada de cuánta leche y productos lácteos consumían mis pacientes al preguntarles sobre su historia alimentaria. De acuerdo con mis datos clínicos hay una gran probabilidad de desarrollar una predisposición a las alergias al consumir leche y productos lácteos. Esto se relaciona con los recientes estudios de alergias que afirman que cuando las mujeres toman leche, sus hijos son más proclives a desarrollar dermatitis atópicas.

En los últimos 30 años en Japón el número de pacientes con dermatitis atópica y fiebre de heno se ha incrementado a una velocidad pasmosa. Ese número puede ser tanto como una de cada cinco personas. Hay muchas teorías sobre por qué se ha elevado en tal magnitud el número de personas con alergias, pero creo que la causa principal es la introducción de la leche escolar en las comidas desde inicios de 1960.

La leche, que contiene muchas sustancias grasas oxidadas, daña el ambiente intestinal, aumentando la cantidad de bacterias malas y destruyendo el equilibrio de la flora intestinal bacteriana. El resultado es que toxinas como los radicales libres, el ácido sulfhídrico y el amoniaco se producen en el intestino. La investigación sobre qué tipo de transformaciones sufren estas toxinas y qué tipo de enfermedades generan sigue en proceso, pero varios estudios han puesto de manifiesto que la leche no sólo genera diferentes alergias, sino que también está relacionada con la diabetes en los niños[5]. Estos estudios están disponibles en Internet, por lo que te invito a que los leas.

---

5. Ver www.sciencenews.org/pages/sn_arc99/6_26_99/fob2.htm

El error más común sobre la leche es que ayuda a prevenir la osteoporosis. Dado que el contenido de calcio en el cuerpo disminuye con la edad, nos dicen que bebamos mucha leche para evitar la osteoporosis. Pero esto es un gran error. Beber mucha leche puede causar osteoporosis.

Comúnmente se cree que el calcio en la leche se absorbe mejor que el de otros alimentos como los pescados pequeños, pero eso no es del todo cierto.

La concentración de calcio en la sangre está normalmente fija entre nueve y diez miligramos. Sin embargo, cuando bebes leche, la concentración en tu sangre aumenta de repente. Aunque a primera vista parece que se absorbió mucho calcio, el aumento en el nivel de calcio tiene su aspecto negativo. Cuando la concentración de calcio en la sangre sube de repente, el cuerpo intenta revertir ese nivel anormal excretando calcio de los riñones a través de la orina. En otras palabras, si tratas de beber leche para obtener calcio, producirás el irónico resultado de disminuir el nivel general de calcio en tu cuerpo. Los cuatro grandes países productores de lácteos –Estados Unidos, Suecia, Dinamarca y Finlandia– donde se consume mucha leche a diario, tienen una gran incidencia en casos de fracturas de cadera y osteoporosis.

Por el contrario, los peces pequeños y las algas, comidas durante años por los japoneses y originalmente consideradas bajas en calcio, contienen calcio que no se absorbe con rapidez, de forma tal que se eleven las concentraciones en la sangre. Más aún, los casos de osteoporosis eran casi inexistentes en Japón en la época en que la gente no bebía leche. Aún hoy es raro encontrar casos de osteoporosis entre aquellos que no toman leche de forma regular. El cuerpo puede absorber el calcio y los minerales necesarios a través de la digestión de pequeños camarones, pescados y algas.

POR QUÉ CUESTIONO EL «MITO» DEL YOGUR

Recientemente en Japón se han vuelto populares diferentes tipos de yogur como el «yogur del mar Caspio» y el «yogur de aloe», dados sus difundidos beneficios para la salud. Pero creo que éstas son tergiversaciones.

Lo que suelo oír comentar a quienes toman yogur es que su estado gastrointestinal ha mejorado, que ya no están estreñidos o que han bajado la talla de la cintura. Y creen que estos resultados se deben a los lactobacilos que se encuentran en los yogures.

Sin embargo, esta forma de pensar sobre los beneficios de los lactobacilos es cuestionable desde la base. Los lactobacilos se encuentran originalmente en los intestinos humanos. A estas bacterias se les llama «bacterias residentes intestinales». El cuerpo humano tiene un sistema de defensa contra las bacterias y los virus del exterior, por lo que hasta esas bacterias que suelen ser buenas para tu organismo, como los lactobacilos, serán atacadas y destruidas por las defensas naturales del cuerpo si no son residentes del intestino.

La primera línea de defensa son los ácidos gástricos. Cuando los lactobacilos del yogur entran al estómago, la mayoría muere por los ácidos gástricos. Por esa razón se han hecho mejoras recientemente y los yogures se venden con la frase «lactobacilos que llegan a tu intestino».

Sin embargo, incluso si las bacterias llegan al intestino, ¿realmente es posible que trabajen mano a mano con las bacterias residentes?

La razón por la que cuestiono esta aseveración acerca del yogur es porque en el ámbito clínico las características intestinales de la gente que come este alimento todos los días nunca son buenas. Tengo la enorme sospecha de que, a pesar de que los lactobacilos en el yogur lleguen al intestino vivos, no hacen que su funcionamiento sea mejor, sino que sólo trastornan la flora intestinal.

Entonces ¿por qué hay tanta gente que cree que el yogur es efectivo para mejorar su salud? Para muchos, el yogur parece curar el estreñimiento. Esta «cura», sin embargo, es en realidad un caso de diarrea ligera. Ésta es probablemente una forma de cómo se da esto: los adultos carecen de suficientes enzimas descomponedoras de lactosa, que es el azúcar de los productos lácteos, pero la lactasa, la enzima que descompone la lactosa, comienza a disminuir en el organismo conforme envejecemos. Esto es natural en cierto sentido, dado que la leche es algo que beben los niños y no los adultos. En otras palabras, la lactasa es una enzima que los adultos no necesitan.

El yogur contiene mucha lactosa. Entonces cuando tomas yogur, no puede ser digerido de forma adecuada debido a la falta de lactasa, lo cual deriva en una indigestión. En resumen, mucha gente presenta una diarrea ligera cuando come yogur. En consecuencia, esta diarrea ligera, que en realidad es la excreción de las heces estancadas que se han acumulado en el colon hasta ese momento, se confunde con una cura contra el estreñimiento.

El estado de tu intestino empeorará si tomas yogur a diario. Puedo decirlo con confianza basándome en mis observaciones clínicas. Si tomas yogur diariamente, el olor de tus heces y gases se hará más acre. Éste es un indicador de que el ambiente de tu intestino empeora. La razón del olor son las toxinas que se producen en el colon. Entonces, aunque la gente hable de los efectos saludables del yogur en general (y las compañías fabricantes de yogur están más que encantadas de pregonar sus propios productos), en realidad hay muchas cosas en este alimento que no son buenas para tu organismo.

Como dije al principio, hemos entrado en una era en la que necesitamos cuidar nuestra salud. En lugar de simplemente aceptar la información que alguien te da, es necesario corroborar la veracidad probando la información con tu propio cuerpo.

Cuando digo que tienes que probar con tu propio cuerpo, no sólo quiero decir que comas o pruebes otra cosa. La persona que creía que el yogur mejoraba su estreñimiento porque le daba diarrea no veía el panorama general. Probar en tu propio cuerpo significa obtener el mejor consejo que puedas y aplicarlo, para después consultar a tu médico periódicamente para revisiones de tu tracto gastrointestinal. Esto te permitirá confirmar o rechazar los resultados de los consejos de los demás. Si planeas seguir la dieta y el estilo de vida de la enzima prodigiosa descrita en este libro, te exhorto a que te hagas una endoscopia antes de comenzarla y otra después de dos o tres meses. Sin duda, notarás una mejoría sustancial en tu funcionamiento gastrointestinales.

Para vivir una vida larga y saludable no te dejes arrastrar por voces externas y mejor concéntrate para escuchar las voces que vienen de tu propio cuerpo.

CAPÍTULO 2
LA DIETA DE LA ENZIMA PRODIGIOSA

«Eres lo que comes», como dice el refrán. Las enfermedades, la vida y la salud son el resultado de lo que comes diariamente.

En 1996, influido por el informe McGovern de Estados Unidos, el Ministerio de Salud, Trabajo y Asistencia Pública de Japón decidió cambiar la definición de lo que se llamaban «enfermedades adultas» como el cáncer, las enfermedades del corazón, las enfermedades del hígado, la diabetes, las enfermedades vasculares del cerebro, la hipertensión y la hiperlipidemia (colesterol alto), para denominarlas «enfermedades relacionadas con el estilo de vida». Después de volver a analizar las relaciones entre la comida y la salud se ha llegado a la conclusión de que dichas enfermedades tienen su origen en los hábitos y no en la edad.

Sin embargo, en la medicina occidental moderna rara vez se pregunta a los pacientes acerca de su historia alimentaria. Creo que la razón por la cual la colitis ulcerosa, la enfermedad de Crohn, las enfermedades del tejido conjuntivo y la leucemia son llamadas «enfermedades incurables de razón desconocida» estriba en la falta de información consistente acerca de la dieta de la gente. Si se hacen más investigaciones sobre la relación entre la historia alimentaria y las enfermedades, seremos capaces de convertir las «razones desconocidas» en «conocidas».

Las personas que sin duda desarrollarán enfermedades relacionadas con el estilo de vida en algún momento de su vida comúnmente fuman, beben alcohol a diario, comen mucha carne y rara vez frutas o verduras, y consumen productos lácteos como la leche, el yogur y la mantequilla, generalmente desde su infancia. El tipo de enfermedad que desarrollen dependerá de su predisposición genética y del ambiente. Por ejemplo, la gente que genéticamente tiene vasos arteriales débiles desarrollará hipertensión, arterioesclerosis o enfermedades del corazón y la gente con riñones débiles puede desarrollar diabetes. En las mujeres los fibromas, los quistes en los ovarios y las enfermedades de mama pueden derivar en cáncer, mientras que en los hombres, una próstata crecida (hipertrofia prostática) puede convertirse en cáncer en la próstata y pueden también presentar cáncer en los pulmones, pólipos en el colon y artritis. Aunque el tipo de enfermedad depende de factores genéticos y ambientales, no hay duda de que la gente que tiene estos hábitos desarrollará algún tipo de enfermedad.

Unos dos años después de que comencé a examinar directamente estómagos e intestinos usando un endoscopio, comencé a preguntarle a mis pacientes sobre su historia alimentaria. Cuando una persona acude a un hospital para una consulta médica o física, se le pregunta sobre sus hábitos.

Sin embargo, en la mayoría de los casos estos estudios se concentran sólo en el presente, lo cual es inútil. Para conocer por qué alguien está enfermo es necesario entender toda su historia alimentaria; en otras palabras, cuándo comen, qué comen y con qué frecuencia. Claro que algunos no son capaces de recordar todos los detalles, pero al seguir preguntando pacientemente, siempre descubro cosas interesantes. Por ejemplo, para quienes beben leche, aunque sólo sea un vaso al día, sus resultados de salud serán diferentes dependiendo de si comenzaron a beberla poco después de nacer o si lo hicieron de adultos.

Al ver la historia alimentaria de mis pacientes con cáncer, normalmente descubro que han tenido una dieta basada en proteína animal y lácteos, como la carne, el pescado, los huevos y la leche. Más aún, he descubierto en personas enfermas que existe una relación directa entre el desarrollo de la enfermedad y durante cuánto tiempo y con qué frecuencia han consumido estos alimentos; en otras palabras, cuanto más temprano y con más frecuencia consuma una dieta animal (en especial carne y lácteos) antes desarrollará una enfermedad. Hay diferentes tipos de cáncer –de mama, de colon, de próstata, de pulmón– pero, sin importar el tipo, esta conexión con una dieta animal se mantiene.

No importa el tipo de cáncer que tenga la persona, el estado intestinal es sin excepción problemático. Siempre pido a la gente con cualquier tipo de cáncer que se haga una colonoscopia, ya que hay grandes probabilidades de que desarrollen un pólipo en el colon o cáncer de colon.

Entre los pacientes con cáncer que he examinado, los resultados han sido como esperaba. En las mujeres con cáncer de mama y los hombres con cáncer de próstata, la probabilidad de descubrir una anormalidad en el colon es alta. Como cada vez más doctores norteamericanos comienzan a recomendar a sus pacientes con cáncer de mama, de próstata y de otras clases que se practiquen una colonoscopia, esto empieza a ser bastante aceptado en Estados Unidos (si alguno de los que lee este libro ha tenido o tiene cáncer, lo invito a que se haga una colonoscopia lo antes posible).

No quiero decir que vayas a desarrollar de inmediato una enfermedad si comes cierto tipo de alimentos. Sin embargo, los efectos de tus hábitos alimentarios definitivamente se acumularán en tu cuerpo. No te debes sentir liberado sólo porque no tengas síntomas en este momento. La práctica hace al maestro, pero si practicas malos hábitos día a día, año tras año, es muy probable que termines enfermo.

En este momento estamos rodeados de una enorme gama de diferentes tipos de alimentos. Si quieres vivir una vida larga y saludable, tienes que darte cuenta de que no puedes elegir lo que comes sólo porque sabe bien. Al saber esto, ¿cuál es el criterio para escoger los alimentos para cada día?

COME ALIMENTOS QUE TENGAN MUCHAS ENZIMAS

Desde niño tuve la habilidad de llevarme bien con todos los perros. No es muy difícil. Todo lo que tienes que hacer es poner un poco de saliva en la palma de la mano y dejar que te lama. Al hacerlo, inmediatamente te harás amigo de cualquier perro.

He criado a muchos perros desde que era pequeño y sé que les gusta lamer la boca de la gente. Al preguntarme la razón de esto por casualidad me di cuenta de que les gusta la saliva. Cuando probé mi teoría, todos los perros que encontraba movían la cola con alegría. Yo era un niño cuando empecé a usar este método para hacerme amigo de cada uno de los perros del barrio. Por supuesto que en esa época no entendía por qué a los perros les gustaba tanto la saliva. Ese misterio se resolvió cuando me hice médico y empecé a fijarme en las enzimas.

–¡Eso es! ¡Los perros buscan las enzimas de la saliva!

A partir de ahí también empecé a ver que todos los animales buscan enzimas.

Cuando los animales carnívoros como los leones atrapan a su presa, lo primero que se comen son los órganos internos, los preciados tesoros de las enzimas. Los esquimales que viven en el frío extremo donde difícilmente crecen las plantas, siempre se comen los órganos internos de las focas. Los conejos se comen sus heces recién excretadas para reabsorber los alimentos y enzimas no digeridas.

En los últimos años las enfermedades en las mascotas han aumentado y te puedes imaginar por qué. La causa es la comida de mascotas. La comida de mascotas supuestamente provee de una nutrición equilibrada, pero esta afirmación está basada en las teorías de nutrición modernas que ignoran persistentemente a las enzimas. Aun si la comida contiene las suficientes calorías y nutrientes como vitaminas, minerales, proteínas y grasa, si no contiene enzimas, los seres vivos no se pueden mantener. Esas preciosas enzimas son sensibles al calor y se descompondrán entre los 48 y los 115 °C. A pesar de eso, la comida de mascotas siempre se calienta durante el proceso de fabricación, sin importar si es en lata o en seco. En otras palabras, las enzimas se pierden durante el proceso de fabricación.

Los animales salvajes no comen comida que ha sido calentada; en el futuro creo que será evidente que muchas clases de enfermedades de las mascotas estarán también relacionadas con su estilo de vida.

El problema de la comida de las mascotas se aplica de igual forma a los seres humanos.

En la actualidad los nutricionistas se concentran en las calorías y los nutrientes.

«No consumas muchas calorías y trata de mantener una dieta equilibrada». Éste es el mantra de los dietistas modernos.

Se recomienda comúnmente que los hombres consuman alrededor de 2.000 calorías diarias, y las mujeres 1.600, y que esas calorías estén repartidas a lo largo de los cuatro grupos de alimentos. El primer grupo está formado por los productos lácteos y los huevos –alimentos con proteína de alta calidad, grasa, calcio, vitaminas A y B_2–, los llamados alimentos nutritivamente «completos». El segundo grupo está formado por alimentos que construyen músculos y sangre –productos como la carne, el pescado y las leguminosas que contienen proteína de alta calidad, grasas, vitaminas B_1 y B_2 y calcio–. El tercer grupo son las verduras y las frutas, alimentos que contienen vitaminas, minerales y fibra, y que mantienen la salud general del cuerpo. Por último, el cuarto grupo está formado por semillas, azúcares, aceites y grasas: alimentos que sirven para mantener la temperatura y energía del cuerpo. Estos alimentos contienen carbohidratos, grasas y proteínas.

Como puedes ver, la palabra enzima no aparece en ningún lado.

Es cierto que no es fácil determinar el número de enzimas en los alimentos. De la misma manera que hay diferencias en el número de enzimas en nuestros cuerpos, el número varía de un alimento a otro, e incluso en el mismo tipo de alimento, entre cada pieza individual. Por ejemplo, el número de enzimas encontradas en dos manzanas de la misma variedad va a diferir dependiendo del ambiente de cada manzana y cuántos días hayan pasado desde que se cosechó.

En el estilo de vida que defiendo considero básicamente los alimentos que contienen muchas enzimas como «alimentos buenos» y aquellos con pocas o ninguna enzima como «alimentos malos». Por esa razón, los mejores alimentos son los que crecen en una tierra fértil, rica en minerales, sin el uso de agroquímicos o fertilizantes químicos y que se comen inmediatamente después de ser cosechados.

Cuanto más frescas sean las verduras, frutas, carnes y pescados más enzimas tendrán. Cuando comemos comida fresca, normalmente sabe bien porque está envasada con muchas enzimas. Sin embargo, los seres humanos diferimos del resto de los animales en que cocinamos la comida. La hervimos, guisamos, cocemos, asamos y freímos. Dado que las enzimas son sensibles al calor, cuanto más cocinas algo más enzimas perderás. Pero, de nuevo, la mayoría de nosotros no podemos comer todo crudo.

Por lo tanto, es muy importante saber cómo escoger la comida, cómo cocinarla y comerla. Sigue leyendo y estos detalles se aclararán.

Los alimentos frescos se consideran buenos para el cuerpo porque, además de contener muchas enzimas, no están oxidados.

La oxidación sucede cuando la materia se mezcla con el oxígeno y se «oxida». Te preguntarás cómo puede oxidarse la comida, que no es un metal, pero vemos comida oxidada a diario.

Por ejemplo, cuando freímos algo, el aceite usado se decolora y ennegrece. De la misma forma, las manzanas y las patatas cambian de color y se vuelven marrones después de que se pelan. Esto es debido a la oxidación, el efecto del oxígeno del aire. Cuando estos alimentos oxidados entran en el cuerpo, se forman radicales libres.

Gracias a discusiones frecuentes acerca de lo anterior en la televisión y en las revistas, probablemente ya sepas que los radicales libres destruyen las células de ADN, causando cáncer y muchos otros problemas de salud. Una enorme cantidad de programas se concentran en cómo combatir los radicales libres. Se ha dicho que el vino tinto es bueno para el organismo porque contiene el agente antioxidante polifenol. La isoflavina, presente en los productos de soja también atrae la atención debido a que igualmente contiene antioxidantes. La razón de que se tema tanto a los radicales libres es porque tienen una gran capacidad oxidante (el poder de corroer las cosas), mucho mayor que el oxígeno.

Los alimentos oxidados no son las únicas cosas que producen radicales libres. El alcohol, el tabaco y otros factores también los producen. Para empezar, los radicales libres se generan hasta cuando respiramos. Cuando los seres humanos respiramos oxígeno y quemamos glucosa y grasa en las células que producen energía, el 2 por ciento del oxígeno que entra al cuerpo está formado por radicales libres.

Los radicales libres son considerados los «malos» de la historia pero, de hecho, también tienen una función esencial que les permite matar virus, bacterias, hongos y eliminar infecciones. Sin embargo, cuando el número de radicales libres aumenta por encima de cierto nivel, las membranas celulares y el ADN de las células normales comienzan a destruirse.

Cuando los radicales libres suben mucho, nuestros cuerpos están equipados con los medios para neutralizarlos, las enzimas antioxidantes. El tipo de enzimas que hace esta función se llaman SOD (superoxidismutasas).

Sin embargo, cuando eres mayor de 40 años, la cantidad de SOD en tu cuerpo decrece de repente. Algunas teorías afirman que muchas enfermedades relacionadas con el estilo de vida aparecen cuando cumples 40 años debido al descenso de estas enzimas.

Cuando las SOD empiezan a decrecer con la edad, las enzimas madre comienzan a combatir el exceso de radicales libres. Si las enzimas madre son abundantes, se concentrarán en los radicales libres conforme aparecen. Sin embargo, si las enzimas madre son escasas, no podrán evitar el daño a la salud causado por los radicales libres.

En resumen, si continúas comiendo alimentos oxidados se generarán grandes cantidades de radicales libres en tu cuerpo. Aún más, los alimentos oxidados tienen muy pocas o ninguna enzima, por lo que tu cuerpo tendrá dificultades en la producción de enzimas madre, llevándote a un círculo vicioso de radicales no neutralizados que provocan enfermedades.

En contraste, si comes alimentos frescos ricos en enzimas, además de limitar la cantidad de radicales libres producidos, también puedes limitar la degradación de las enzimas madre en tu cuerpo. Esto te llevará a un círculo virtuoso que aumentará consistentemente tu energía vital.

NO HAY PEOR GRASA PARA TU CUERPO QUE LA MARGARINA

Los alimentos que se oxidan con más facilidad son los aceites.

En el mundo natural los aceites se encuentran en las semillas de varias plantas. Dado que el arroz es una semilla, podemos encontrar una gran cantidad de aceite vegetal en el arroz integral. Lo que normalmente llamamos «aceite» se obtiene de las semillas de las plantas. Hay diferentes tipos de aceites de cocina, como el de colza, de oliva, de sésamo, de semilla de algodón, de maíz, de semillas de uva, pero sólo se extrae de forma artificial.

En el pasado el aceite se extraía a través de una compresión primitiva, utilizando máquinas; en la actualidad sólo unos cuantos productores siguen utilizando este proceso de compresión. ¿Por qué? Porque no sólo es muy largo y requiere mucho trabajo, sino que también la pérdida de aceite es igualmente muy grande. Más aún, dado que el calor no se usa en la etapa de extracción, la calidad del aceite cambia con mayor velocidad que cuando se usan otros métodos.

Actualmente la mayoría de los aceites que se venden en el mercado se producen por medio de una extracción química en la cual usan un solvente llamado hexano en la materia prima, calentando la sustancia lodosa. El aceite se extrae de esta manera por la simple evaporación del solvente químico, utilizando alta presión y temperatura. Con este método se pierde menos aceite y, dado que se calienta, es más difícil que pierda su calidad. Pero el aceite extraído por este método se convierte en un ácido graso trans, o grasa trans, una sustancia muy destructiva para el cuerpo.

Los ácidos grasos trans no existen en la naturaleza y se ha demostrado que aumentan el nivel del colesterol malo en el organismo, y disminuyen el nivel del bueno. También generan cáncer, hipertensión y enfermedades cardíacas, entre otros problemas de salud. En los países occidentales hay un nivel máximo de ácidos grasos trans que pueden tener los alimentos y cualquier cosa que exceda dicho nivel no puede ser vendida. A finales del 2006 el Comité de Salud de Nueva York votó por la prohibición de los ácidos grasos trans en todos los restaurantes de la ciudad a partir de julio de 2008.

El alimento que contiene la mayor cantidad de ácidos grasos trans es la margarina. Mucha gente cree que los aceites extraídos de los vegetales, como la margarina, que no contiene colesterol, son mejores para el cuerpo que las grasas animales como la mantequilla. Pero ése es un concepto erróneo gravísimo. La verdad es que no hay peor aceite para tu cuerpo que la margarina. Cuando aconsejo a mis pacientes sobre su dieta llego a decir que si encuentran margarina en su casa, la tiren a la basura de inmediato.

Los aceites vegetales son líquidos a temperatura ambiente porque contienen muchas grasas no saturadas. Por otro lado, las grasas animales, aun cuando son también un tipo de aceite, son sólidas a temperatura ambiente porque contienen muchas grasas saturadas. La margarina, aunque está hecha con aceite vegetal, es sólida a temperatura ambiente, como las grasas animales.

La margarina es así porque está hidrogenada y se transforma de manera artificial de grasa no saturada en grasa saturada. Al hacer la margarina los fabricantes comienzan con el aceite vegetal hecho con la extracción química y, por lo tanto, con un gran contenido de grasas trans. Entonces añaden hidrógeno, cambiando deliberadamente los ácidos grasos no saturados en saturados. Por eso en la margarina tienes lo peor de los dos mundos, las grasas trans del aceite vegetal extraído químicamente y las grasas saturadas como las animales. No hay peor aceite ni grasa para tu organismo que la margarina.

La manteca es otro tipo de aceite que contiene la misma cantidad de grasas trans que la margarina. Supongo que la manteca se usa muy poco para cocinar en la actualidad, pero mucha manteca se utiliza para elaborar productos como las galletas y los aperitivos que se venden en las tiendas y en la preparación de las patatas a la francesa de la comida rápida. Los ácidos grasos trans son la causa de que muchos de los dulces y comida rápida sea tan mala para el organismo.

SI TIENES QUE COMER OCASIONALMENTE ALIMENTOS FRITOS...

Cuánto te pueden afectar los alimentos fritos depende de dónde vienen tus ancestros y cuánto tiempo hace que «tu pueblo» usa el aceite caliente para cocinar. La gente que vive en países cercanos al Mediterráneo, como España, Grecia e Italia, han cultivado y usado las aceitunas y el aceite de oliva durante siglos, desde hace cerca de 6.000 años. Por otro lado, los japoneses comenzaron a comer alimentos fritos hace 150 o 200 años.

Las diferencias en la cultura alimenticia pueden ser incorporadas en nuestros genes, determinando si tenemos o no un aparato digestivo que puede digerir el aceite. El aceite es descompuesto y digerido en el páncreas, pero según mis datos clínicos parece que el páncreas de los japoneses es más débil que el de las personas cuyos países históricamente comen alimentos fritos.

Hay muchos casos de japoneses que se quejan de dolor alrededor del epigastrio (parte superior del estómago), que cuando se les practica una endoscopia, no tienen gastritis ni úlceras gástricas o duodenales. Cuando se les hace análisis de sangre, muchos resultados muestran niveles anormales de amilasa en el páncreas. Cuando les preguntamos su historia alimentaria, con frecuencia encontramos que les encanta la comida frita. Sin embargo, no hay muchos occidentales que comen la misma o más cantidad de alimentos fritos que no tengan problemas con el páncreas.

Si comes alimentos fritos dos o tres veces a la semana y te duele la parte alta del estómago, cabe la posibilidad de que tengas pancreatitis, y te recomendaría que te revisaras el páncreas lo antes posible.

Al pensar que el aceite vegetal es más seguro, la gente tiende a usarlo en lugar de la grasa animal. Toda la gente necesita cuidar la cantidad de alimentos fritos que consume.

Como dije antes, el consumo frecuente de aceite vegetal que ha sido extraído es malo para el cuerpo. Pero si te resulta imposible dejar de comer alimentos fritos, debes al menos tratar de disminuir el número de veces que los tomes. El objetivo es: evita comer alimentos fritos más de una vez al mes.

Yo casi no como alimentos fritos, pero cuando lo hago, quito el rebozado y trato dentro de lo posible de no comer la parte grasa. Si no puedes resistir comer las capas grasas externas, deberías al menos tratar de masticar muy bien. Masticar bien y mezclar el aceite con la saliva ayuda a neutralizar los ácidos grasos trans hasta cierto nivel. Sin embargo, los alimentos fritos pueden agotar las enzimas de tu cuerpo.

Más aún, la oxidación sucede muy rápidamente en alimentos cocinados con aceite. Ya que los aceites no suelen ser buenos para tu organismo, nunca deberías comer alimentos fritos que estén guardados durante un tiempo, como aquellos que se encuentran en restaurantes de comida rápida.

¿CUÁL ES LA MEJOR MANERA DE OBTENER ÁCIDOS GRASOS ESENCIALES?

El mayor componente del aceite son los ácidos grasos, y se clasifica generalmente como saturados o no saturados. Los ácidos grasos no saturados son los llamados ácidos grasos buenos y son nutrientes necesarios para el mantenimiento del corazón, los órganos circulatorios, el cerebro y la piel. Entre los ácidos grasos no saturados existen algunos que no pueden ser generados por el cuerpo humano y, por lo tanto, los tenemos que obtener de los alimentos. Éstos son llamados ácidos grasos esenciales. Entre ellos se cuentan el ácido linoleico y el ácido araquidónico.

En Estados Unidos, hace algunos años, a la gente le habían dicho que tomara una cucharada de aceite de oliva cada día para obtener ácidos grasos esenciales. En ese momento era una práctica popular, dado que se creía que era bueno para el organismo. Sin embargo, más tarde se informó que el consumo de aceite de oliva diario podía generar potencialmente cáncer de ovarios. La práctica desapareció cuando la noticia se publicó.

El hecho es que los ácidos grasos no saturados tienen propiedades que provocan que el aceite de oliva se oxide muy fácilmente. Aun si el aceite de oliva se hace por compresión, no puedo recomendar el consumo de aceite que ha sido extraído de forma artificial.

Si quieres consumir grasas no saturadas, las que se encuentran en el pescado son la opción más segura.

Existen muchos ácidos grasos de buena calidad, como el ADH (ácido docosahexaenoico) y el EPA (ácido eicosapentaenoico), que encontramos especialmente en pescados azules, como las sardinas y la caballa. También presentes en la parte grasa de los ojos del atún, se dice que el ADH y el EPA mejoran las funciones cerebrales.

No es necesario tomar el aceite directo si comes alimentos en su forma natural, dado que puedes obtener la cantidad necesaria de ácidos grasos no saturados de las grasas de los alimentos. No importa el tipo de aceite que uses, una vez expuesto al aire, inmediatamente comenzará a oxidarse. Por lo tanto, el aceite no deberá emplearse para cocinar en la medida de lo posible.

En general se dice que la vitamina A puede absorberse mejor si los alimentos se cocinan con aceite. Por este motivo se recomienda ampliamente el uso de aceite cuando se cocinan ingredientes con vitamina A. Esto es porque la vitamina A es soluble en las grasas y puede ser fácilmente disuelta en aceite.

Aunque es cierto que la vitamina A es soluble en grasas, con un poco de inventiva puede ser absorbida sin agregar aceites extraídos artificialmente, dado que necesitas una cantidad muy pequeña de aceite para absorber las vitaminas solubles en grasa. Por lo tanto, aunque no uses aceite al cocinar, sólo necesitas comer un poco de comida que contenga aceite como las judías de soja o el sésamo para permitirte que se absorban las vitaminas.

En otras palabras, puedes tomar la suficiente cantidad de aceite y grasas esenciales para el cuerpo al comer alimentos con grasa en su forma natural sin añadir aceites extraídos artificialmente. Cuando digo en su forma natural, me refiero a tomar alimentos que son materia prima para el aceite, como las semillas, las leguminosas, las nueces y las semillas, comiéndolas como son. No hay manera más segura y saludable de comer grasas.

LA LECHE QUE SE VENDE EN LAS TIENDAS ES GRASA OXIDADA

Después de los aceites, el alimento más fácilmente oxidado es la leche que venden en las tiendas. Antes de procesarla, la leche contiene muchos elementos buenos. Por ejemplo, contiene muchos tipos de enzimas, como aquellas necesarias para descomponer la lactosa; la lipasa, que descompone las grasas; y la proteasa, una enzima que descompone las proteínas. La leche en su estado natural contiene lactoferrina, conocida por sus efectos antioxidantes, antiinflamatorios, antivirales y reguladores del sistema inmunológico.

Sin embargo, la leche como se vende en las tiendas pierde todas esas buenas cualidades a través de su proceso de manufactura. El proceso por el cual la leche es procesada es como sigue. En primer lugar, una máquina de succión se sujeta a las ubres de la vaca, que exprime la leche, la cual es almacenada temporalmente en un tanque. La leche sin procesar se recoge en cada establo y luego se transfiere a un tanque más grande, donde se agita y homogeneiza. Lo que se homogeneiza son las gotas de grasa que se encuentran en la leche sin procesar.

La leche natural se compone de 4 por ciento de grasa, aunque la mayoría de ésta son partículas que existen como pequeñas gotas. Dado que las partículas de grasa flotan más fácilmente cuanto más grandes sean, si la leche natural se deja sola, la grasa se convierte en una capa de crema que flota en la superficie. Cuando bebí leche embotellada una o dos veces cuando era niño, recuerdo haber visto una capa de grasa blanca cremosa bajo la tapa de la botella. Dado que la leche no estaba homogeneizada, las partículas de grasa flotaron a la superficie durante el transporte.

Ahora se usa una máquina llamada homogeneizadora y las partículas de grasa se descomponen mecánicamente en pequeñas piezas. El producto resultante es la leche homogeneizada. Sin embargo, cuando la homogeneización se produce, la grasa que se encuentra en la leche natural se enlaza con el oxígeno, cambiando a grasa hidrogenada (grasa oxigenada). La grasa oxigenada significa grasa que se ha oxigenado en exceso, que se ha corroído, por decirlo de alguna manera. Como toda la grasa hidrogenada, la grasa en la leche entera homogeneizada es mala para el organismo.

Pero el proceso de manufactura de la leche no ha terminado. Antes de salir al mercado, la leche homogeneizada debe pasteurizarse con calor para evitar la propagación de diferentes gérmenes y bacterias. Hay cuatro formas básicas de pasteurizar la leche:

1 Pasteurización a temperatura baja sostenida (LTLT[6], que en inglés significa temperatura baja durante largo tiempo). Es una pasteurización por medio de calentamiento a 62-65 °C durante 30 minutos. Ésta generalmente se llama pasteurización de baja temperatura.

2 Pasteurización a temperatura alta sostenida (HTLT[7], que en inglés significa temperatura alta durante largo tiempo). Es una pasteurización por calentamiento a más de 75 °C durante más de 15 minutos.

3 Método de temperatura alta durante tiempo corto (HTST o *high temperature short time*). Es una pasteurización a más de 72 °C durante 15 segundos. Éste es el método más utilizado a escala mundial.

4 Pasteurización a temperatura ultra alta durante corto tiempo (UHT o *ultra high temperature*). Es una pasteurización calentando a 120-130 °C durante dos segundos (o a 150 °C durante un segundo).

6. *Low temperature low time.*
7. *High temperature long time.*

Los métodos más utilizados en el mundo son el método de temperatura alta durante un tiempo corto (HTST) y el proceso de pasteurización a temperatura ultra alta (UHT) durante corto tiempo. Yo repetiré que las enzimas son sensibles al calor y comienzan a descomponerse a los 48 °C; están destruidas a los 115 °C. Por lo tanto, más allá de cuánto tiempo dure el proceso, cuando la temperatura llega a los 130 °C, las enzimas están perdidas.

Más aún, la cantidad de grasa oxidada aumenta más a temperaturas ultra altas y el calor cambia la calidad de las proteínas de la leche. Al igual que la yema de un huevo que ha sido hervido durante mucho tiempo se separa con facilidad, cambios similares ocurren con las proteínas de la leche. La lactoferrina, que es susceptible al calor, también se pierde.

Dada su pasteurización y homogeneización, la leche que se vende en los supermercados de todo el mundo no es buena para ti.

LA LECHE DE VACA ES EN PRIMERA INSTANCIA PARA LOS BECERROS

Los nutrientes que se encuentran en la leche son adecuados para el crecimiento de los becerros. Lo que es necesario para el crecimiento de un becerro no es necesariamente útil para los seres humanos. Más aún, en el mundo natural los únicos animales que beben leche son los recién nacidos. Ningún animal bebe leche al llegar a su edad adulta (con la excepción del *Homo sapiens*). Así es como funciona la naturaleza. Sólo los humanos extraen deliberadamente la leche de otras especies, la oxidan y la beben. Va en contra de las leyes naturales.

En Japón y en Estados Unidos los niños son alentados a tomar leche en las escuelas porque se cree que la leche, rica en nutrientes, es buena para su crecimiento. Sin embargo, cualquiera que crea que la leche de vaca y la leche del pecho materno son iguales comete una grave equivocación.

Si enumeras los nutrientes encontrados en la leche de vaca y en la leche materna, parecen muy similares. Los nutrientes como la proteína, la grasa, la lactosa, el hierro, el calcio, el fósforo, el sodio, el potasio y las vitaminas se encuentran en ambas. Sin embargo, las calidades y cantidades de esos nutrientes son completamente diferentes.

El principal componente proteico encontrado en la leche de vaca es la caseína. Ya he comentado que esta proteína es muy difícil de digerir en el sistema gastrointestinal humano. Además, la leche de vaca también contiene la sustancia antioxidante lactoferrina, que mejora el funcionamiento del sistema inmunológico. Sin embargo, la cantidad de lactoferrina encontrada en la leche materna es de 0,15 por ciento mientras que la cantidad encontrada en la leche de vaca es apenas 0,01 por ciento.

Aparentemente los recién nacidos de diferentes especies requieren distintas cantidades y proporciones de los nutrientes.

¿Y qué ocurre con los adultos?

La lactoferrina nos puede servir de ejemplo. La lactoferrina en la leche de vaca se descompone con los ácidos gástricos, por lo que aun si bebes leche natural que no ha sido tratada con calor, la lactoferrina se descompondrá en el estómago. Esto es lo mismo para la lactoferrina de la leche materna. Un recién nacido puede absorber de forma adecuada la lactoferrina de la leche materna porque su estómago no está por completo desarrollado y dado que hay muy poca secreción de ácidos gástricos, la lactoferrina no se descompone. En otras palabras, la leche materna no está destinada al consumo adulto.

La leche de vaca, incluso si es leche natural fresca, no es un alimento adecuado para los humanos. Convertimos la leche natural, que no es buena para nosotros para empezar, en un mal alimento al homogeneizarlo y pasteurizarlo a altas temperaturas. Entonces insistimos en que la beban los niños.

Otro problema es que la mayoría de los grupos étnicos no poseen suficientes enzimas de lactasa para descomponer la lactosa. La mayoría de la gente tiene suficiente cantidad de esta enzima en la niñez, pero ésta disminuye con el tiempo. Cuando estas personas toman leche padecen ruidos en el estómago o sufren diarrea, resultado de su incapacidad para digerir la lactosa. Quienes carecen por completo de lactasa o tienen muy pocas de estas enzimas son llamados intolerantes a la lactosa. Muy poca gente es completamente intolerante a la lactosa, pero el 90 por ciento de los asiáticos, el 75 por ciento de los hispanos, indios americanos y afroamericanos, el 60 por ciento de los miembros de las culturas mediterráneas y el 15 por ciento de los noreuropeos carecen de suficiente cantidad de esta enzima.

La lactosa es un azúcar que sólo existe en la leche de los mamíferos. La leche la deben beber únicamente los recién nacidos. Aunque muchos adultos carezcan de lactasa, cuando son bebés, todos tienen suficiente para sus necesidades. Más aún, la cantidad de lactosa en la leche materna está próxima al 7 por ciento en lugar del 4,5 por ciento de la leche de vaca.

Dado que los bebés son capaces de beber leche materna rica en lactosa pero terminan perdiendo la enzima al crecer, creo que ésta es la forma de la naturaleza de decirnos que la leche es algo que una persona adulta no debería beber.

Si a ti te gusta el sabor de la leche, te sugiero que limites la frecuencia y trates de beber leche que no haya sido homogeneizada y que se ha pasteurizado a baja temperatura. A los niños y los adultos a quienes no les guste la leche no se les debe obligar a tomarla.

Beber leche simplemente no le hace bien a nadie.

POR QUÉ MUCHA PROTEÍNA ANIMAL ES TÓXICA

En la dieta y el estilo de vida de la enzima prodigiosa yo aconsejo a mis pacientes que coman principalmente semillas y verduras, y limiten los productos animales como la carne, el pescado, los productos lácteos y los huevos, manteniendo su consumo en menos del 15 por ciento de las calorías consumidas cada día.

En la actualidad un gran número de nutricionistas afirman que la proteína animal tiene muchos elementos ideales, que se descomponen y absorben como aminoácidos en el intestino, y que al final se convierten en sangre o músculos. Sin embargo, no importa lo buena que sea la comida, si consumes más de la que necesitas se volverá venenosa para tu cuerpo. Esto es especialmente cierto si consumes grandes cantidades de proteína animal, dado que no se descompondrá por completo ni será absorbida por el sistema gastrointestinal. En cambio, se descompondrá en el intestino, generando una gran cantidad de toxinas, como el ácido sulfhídrico, el indol, el gas metano, el amoniaco, la histamina y la nitrosamina. Además, se producen radicales libres. Y para desintoxicarse de esas toxinas se tienen que utilizar grandes cantidades de enzimas en el intestino y el hígado.

La cantidad de proteína que requiere una persona es aproximadamente un gramo por kilogramo de peso corporal. En otras palabras, para una persona que pesa 60 kilogramos, 60 gramos diarios es suficiente. En la realidad existen datos que muestran que el consumo actual de proteína en Estados Unidos varía de los 88 a los 92 gramos en los hombres y de 63 a 66 gramos en las mujeres. Esto es obviamente mucho.

El exceso de las proteínas consumidas se excreta finalmente en la orina, pero mientras tanto hace mucho daño al organismo. Primero, el exceso de proteínas se convierte en aminoácidos por las enzimas digestivas y esos aminoácidos se descomponen en el hígado antes de entrar en el flujo sanguíneo. Como la sangre se vuelve más ácida, grandes cantidades de calcio son extraídas de los huesos y los dientes para neutralizar el ácido. El calcio y la sangre oxidada se filtran entonces a través de los riñones, siendo excretado el exceso de proteína con una gran cantidad de agua y calcio. No necesito decir que en este proceso también se consumen grandes cantidades de enzimas.

Si ingieres una cantidad excesiva de proteínas al consumir carne (incluidos alimentos procesados que contienen carne) y leche (y otros productos lácteos), el daño que haces a tu salud puede ser más grave. ¿Por qué? Porque al no contener fibra dietética estos alimentos aceleran el deterioro de tu salud intestinal.

Las enzimas digestivas humanas no pueden descomponer la fibra dietética. Los ejemplos típicos son la celulosa y la pectina, que se encuentran en las plantas, y la quitina, presente en las conchas de los cangrejos y camarones.

Si comes mucha carne y poca fibra, la cantidad de heces disminuye, lo que genera estreñimiento y heces estancadas. Más allá, si este padecimiento se descuida, se desarrollan divertículos (cavidades similares a bolsillos) en las paredes intestinales donde las toxinas y las heces estancadas se acumulan, causando pólipos y potencialmente cáncer.

POR QUÉ LA GRASA DE PESCADO NO CONGESTIONA LAS ARTERIAS HUMANAS

Hasta ahora sólo he mencionado la carne cuando he hablado de la proteína animal, pero también el pescado presenta los mismos riesgos para la salud si se come en exceso.

De acuerdo con mis datos clínicos, sin embargo, hay una diferencia concluyente entre los intestinos de una dieta con carne y aquellos de una dieta con pescado. Ésta es que mis pacientes cuya dieta está centrada en el pescado no desarrollan divertículos, sin importar lo malas que sean sus otras características intestinales. En muchos libros de medicina en la actualidad podrás encontrar que sea carne, pescado o productos lácteos, el consumo de grandes cantidades de alimentos sin fibra puede llevar a la diverticulosis. Pero desde mi experiencia clínica he visto que la gente que come muy poca o nada de carne pero mucho pescado tiene paredes intestinales espásticas y rígidas pero no llega a desarrollar diverticulosis.

¿Qué genera esas diferencias en las características intestinales? Creo que la diferencia consiste en el tipo de grasa que encontramos en la carne en comparación con la del pescado.

Se ha dicho que la diferencia entre la grasa en la carne y en el pescado es que los ácidos grasos saturados (de la carne) son malos para el cuerpo, mientras que los ácidos grasos no saturados (del pescado) son buenos, ya que disminuyen los niveles de colesterol. Pero existe una forma más fácil de pensar en esto si tomamos al hombre como el estándar. La grasa de un animal cuya temperatura es más alta que la del cuerpo humano debe ser considerada como mala y la grasa de un animal cuya temperatura corporal es menor que la del cuerpo humano debe ser considerada como buena.

La temperatura corporal de la vaca, el cerdo o las aves está normalmente entre los 38,5 y los 40 °C, más alta que la temperatura del cuerpo humano (37 °C). La temperatura del cuerpo de un pollo es aún mayor (41,5 °C). La grasa de estos animales se encuentra en su forma más estable a las temperaturas corporales correspondientes. Por lo tanto, cuando la grasa entra en un ambiente de menor temperatura en el cuerpo humano, se vuelve más pegajosa y se hace más densa. Esta grasa pegajosa engrosa la sangre. El flujo de la sangre engrosada es torpe y dentro de los vasos sanguíneos se estanca y congestiona.

Por otro lado, dado que los peces son animales de sangre fría, bajo condiciones normales sus temperaturas corporales son mucho más bajas que las de los humanos. ¿Qué sucede cuando la grasa de pescado entra al cuerpo humano? Como la grasa que calientas en una sartén se derrite y se hace fluida, el aceite de pescado, al entrar en el flujo sanguíneo humano hace que la sangre se haga más fluida, disminuyendo el nivel de colesterol malo en la sangre.

Aun cuando consumamos la misma cantidad de gramos de grasa, la de pescado es claramente mejor que la de animales de sangre caliente para el cuerpo humano, ya que la grasa de pescado entra en el flujo sanguíneo como fluido.

LA CLAVE PARA COMER LA CARNE ROJA DE PESCADO ES COMERLA CUANDO ESTÁ FRESCA

Los pescados pueden dividirse en los de carne roja y en los de carne blanca.

Los pescados de carne blanca son generalmente considerados mejores para la salud que los de carne roja, ya que la carne roja del pescado tiende a oxidarse más rápido debido a que contiene mucho hierro.

El atún y el bonito son peces de carne roja porque su tejido muscular es rojo. El color rojo se da porque sus músculos contienen proteínas especiales llamadas mioglobinas.

Las mioglobinas son proteínas globulares que almacenan oxígeno y se forman a partir de una cadena de polipéptidos, que son aminoácidos, y la poliferrina, un tipo de hierro. Las mioglobinas se encuentran en los músculos de los animales que nadan bajo el agua largos periodos de tiempo, como los delfines, las ballenas y las focas. Esto sucede porque las mioglobinas son capaces de almacenar oxígeno en las células hasta que éste sea necesario para el metabolismo. Los músculos de los animales son en general rojos debido a la mioglobina.

El atún y el bonito tienen mucha mioglobina porque nadan en el océano a gran velocidad, requiriendo que sus músculos estén continuamente abastecidos de grandes cantidades de oxígeno. Para evitar la falta de oxígeno tienen grandes cantidades de mioglobina en los músculos. Dado que los pescados de carne roja tienen mucha mioglobina, se oxidan de inmediato una vez que se cortan y se exponen al aire. Ésta es la razón por la cual la carne roja de pescado es considerada relativamente poco sana. Por otro lado, los pescados de carne blanca no contienen mioglobina. Por lo tanto, aun cuando se cortan y se hacen filetes, no se oxidan con tanta rapidez.

Sin embargo, los pescados de carne roja tienen más agentes antioxidantes, como el ADH (ácido docosahexaenoico) y el EPA (ácido eicosapentaenoico). Además, la mioglobina en su forma natural tiene abundantes cantidades de hierro, lo cual puede ser muy bueno para los anémicos. Pero cuando este hierro se oxida, se convierte en óxido ferroso, que provoca más daño que beneficio a un paciente anémico. Por lo tanto, cuando comas pescado de carne roja debes asegurarte de escoger el más fresco.

Me encanta el sushi de atún, por lo cual cuando lo como ocasionalmente, siempre pido que le quiten alrededor de cinco milímetros de la superficie antes de que me lo preparen para eliminar la parte que ha sido expuesta al aire durante más tiempo y se ha oxidado.

Con un poco de tiempo y energía, los pescados de carne roja se pueden convertir en comida de alta calidad. Por ejemplo, hay una especialidad en la región de Kochi llamada *katsuo no tataki* (bonito crudo sellado). Requiere una forma de cocinado en la cual la superficie del pescado es rápidamente quemada, cambiando la calidad de la proteína y previniendo que el pescado se oxide aunque esté expuesto al aire. Debido a la velocidad con la que se sella, la capa externa del pescado protege al resto de ser expuesta al oxígeno, evitando la oxidación. Además, esta forma de cocinar tiene la ventaja de matar parásitos que tienden a concentrarse en la piel del pescado.

A pesar de eso, dado que el pescado es una proteína animal, debes tener cuidado y no consumirlo en exceso. Más aún, informes recientes dicen que ha aumentado el contenido de mercurio en el atún. Los análisis de sangre efectuados a algunas personas que consumían atún con frecuencia han revelado niveles muy altos de mercurio en la sangre. Si eres una de esas personas, pide que te hagan al menos un examen. Necesitamos conocer ese tema y la contaminación de los mares está directamente relacionada con nuestra salud individual, por lo que debemos tener cuidado al respecto.

UNA COMIDA IDEAL SE COMPONE DE 85 POR CIENTO DE PLANTAS Y 15 POR CIENTO DE ANIMALES

La dieta y el estilo de vida de la enzima prodigiosa aconseja que la relación entre frutas, verduras, legumbres y semillas y carne en tu dieta debe ser 85 por ciento contra 15 por ciento, respectivamente. Me preguntan con frecuencia: «si disminuyo tanto la proteína en mi dieta, ¿no voy a tener una deficiencia?». Yo le digo a la gente que me pregunta esto que no se preocupe. Aun con una dieta vegetariana, uno puede obtener suficientes proteínas.

Al igual que la mayoría de los animales y las plantas, el cuerpo humano se compone principalmente de proteína. Pero aunque comas muchos alimentos con proteínas, como la carne y el pescado, no quiere decir necesariamente que la proteína se vaya a utilizar para construir tu cuerpo. Esto se debe a que las proteínas están formadas por aminoácidos y éstos varían en sus configuraciones.

En el intestino humano las proteínas se absorben por las paredes intestinales sólo después de haber sido descompuestas en aminoácidos por las enzimas digestivas. Entonces los aminoácidos absorbidos se vuelven a sintetizar en el cuerpo para formar las proteínas necesarias.

Hay aproximadamente 20 tipos de aminoácidos que forman las proteínas humanas. De los 20, ocho no pueden ser sintetizados por el cuerpo humano. Esos ocho aminoácidos son la lisina, la metionina, el triptófano, la valina, la treonina, la leucina, la isoleucina y la fenilalanina, que en grupo se denominan los «aminoácidos esenciales». Esos aminoácidos son muy preciados porque si careces de solamente uno de ellos, existe la posibilidad de que presentes un serio desorden de nutrición. Por esta razón es imprescindible incluirlos en tu dieta diaria.

Las proteínas animales se consideran proteínas de buena calidad, dado que contienen todos los aminoácidos esenciales. Debido a lo anterior es por lo que los nutricionistas modernos te dicen que comas proteínas animales a diario. Pero las proteínas de las plantas también contienen muchos, aunque no todos, de los aminoácidos esenciales. Las semillas, los cereales, las verduras, los hongos, las frutas y los vegetales marinos contienen muchos aminoácidos. A mucha gente le sorprende cuando le dicen que el 37 por ciento del *nori* (alga marina seca) es proteína, pero mucha gente sabe que la alga marina llamada *kelp* es muy rica en aminoácidos.

Entre todas las verduras, las judías de soja son consideradas la «carne vegetal» porque contienen aminoácidos en abundancia. La cantidad de aminoácidos esenciales en las judías de soja, con excepción de los niveles de treonina que están ligeramente por debajo del estándar, es igual a la de los que se hallan en la carne y se digieren con mucha más facilidad, sin agotar tus enzimas madre, como en el caso de la carne.

Por supuesto, consumir mucha proteína vegetal no es bueno, pero si consideras el hecho de que las plantas contienen muchísima fibra y que no tienen grasa animal, te recomiendo que centres tu dieta en proteínas vegetales, complementándola de forma ocasional con un poco de proteína animal, preferentemente con pescado.

Si ves los diferentes tipos de verduras por separado, es cierto que no existe uno solo que tenga todos los aminoácidos esenciales. Pero no solemos comer un solo tipo de alimento en cualquier comida. Si combinas con inteligencia semillas, como alimento principal, con platos principales con verduras, acompañamientos con verduras y sopa, puedes obtener los suficientes aminoácidos esenciales con una dieta basada en vegetales.

Recientemente muchas personas han comenzado a reducir su ingestión de arroz porque creen que los carbohidratos les harán engordar. Sin embargo, es un error pensar que el arroz engorda. Del 40 al 50 por ciento de toda mi dieta consiste en semillas, pero dado que mis comidas están bien equilibradas, nunca engordo.

Mi alimento principal, sin embargo, no es el arroz blanco que la gente suele comer. Es el arroz integral, al cual añado otras cinco semillas, como la cebada, el maíz, el trigo sarraceno, la quínoa, el amaranto, la avena, las avenas integrales y el bulgur. Mezclo estas semillas con arroz integral y así tengo mi plato principal. Escojo semillas integrales frescas sin refinar, cultivadas orgánicamente.

La temporada de cosecha del arroz es limitada, por lo que no es siempre posible tener arroz recién cosechado. Ésa es la razón por la que compro arroz envasado al vacío, para evitar que se exponga al oxígeno. Una vez que se rompe el envase, trato de comerlo en los siguientes diez días, dado que el arroz se oxida cuando se expone al aire. La oxidación se da mucho más rápido en el arroz blanco que en el integral, porque la piel del arroz blanco es descascarada. Es lo mismo que cuando pelamos manzanas y que inmediatamente cambian de color y se vuelven marrones.

El arroz que comemos es la semilla de la planta del arroz. Esa semilla está envuelta en una vaina en su estado original. Cuando se quita la vaina, nos queda lo que comúnmente llamamos arroz integral. Cuando se quitan todas las capas del salvado del arroz, lo que queda es el germen de arroz. Cuando quitamos el germen de arroz, lo único que queda es el albumen, que es el arroz blanco.

La mayoría de la gente prefiere el arroz blanco por su color, suavidad, sabor más dulce y rico, pero en realidad el arroz blanco es una semilla a la que se le han quitado las partes más importantes. Es un alimento muerto.

Si dejas una manzana o una patata sin cáscara, se oxidan y se ponen marrones. Hasta el arroz refinado (aunque no cambie el color) se oxida mucho más rápido que el integral, dado que se le ha despojado de su cáscara. El arroz blanco sabe muy bien si está fresco, directo de la máquina refinadora, dado que no se ha oxidado.

Sin embargo, el arroz blanco no sólo ya no contiene ni el salvado ni el germen del arroz, sino que si se sumerge en agua, únicamente se hinchará sin germinar ni brotar. El arroz integral, por otro lado, puede brotar si se sumerge en agua a la temperatura correcta. Es alimento vivo, con el potencial de germinar vida. Ésta es la razón por la cual digo que el arroz blanco es un alimento muerto.

Las semillas de las plantas contienen muchas enzimas para que la planta pueda germinar cuando se encuentre en un ambiente adecuado. Las semillas también contienen unas sustancias llamadas inhibidoras de la tripsina que evita que la semilla germine por sí misma. La razón por la cual es dañino comer semillas, judías y patatas crudas es porque se necesitan una gran cantidad de enzimas digestivas para neutralizar y digerir los inhibidores de la tripsina. Sin embargo, ya que los inhibidores de la tripsina se descomponen y se vuelven fáciles de digerir con el calor, es mejor comer las semillas, las judías y las patatas cuando se han cocido.

Las semillas sin refinar están llenos de nutrientes que son buenos para el organismo. Contienen cantidades equilibradas de nutrientes importantes, como las proteínas, los carbohidratos, las grasas, las fibras, la vitamina B_1, la vitamina E y minerales como el hierro y el fósforo.

No importa la buena calidad del arroz blanco, sólo tiene una cuarta parte de los nutrientes del arroz integral. Muchos nutrientes se encuentran en el germen, por lo que al comer arroz refinado es mejor dejar al menos la parte del germen intacta.

Mucha gente dice que es muy difícil cocinar el arroz integral, pero hay arroceras en el mercado que lo pueden hacer con facilidad. También puedes conseguir lo que se llama arroz integral *hatsuga*, que es arroz integral germinado levemente. El arroz integral *hatsuga* puede quedar delicioso, aun en arroceras que no puedan cocinar arroz integral.

El trigo también es bueno como grano sin refinar. Si se refina, su valor nutritivo decrece dramáticamente. Si te gusta comer pan y pasta, es mejor que escojas los que están hechos con harina de trigo integral.

POR QUÉ LOS CARNÍVOROS SE COMEN A LOS HERBÍVOROS

La regla básica de la dieta es comer alimentos frescos.

Los alimentos frescos son mejores porque cuanto más frescos sean, más enzimas contienen. Esas enzimas pueden transformarse posteriormente en algunas de las 5.000 enzimas que el cuerpo necesita para su funcionamiento.

Hay innumerables especies de animales sobre la faz de la tierra y todas tienen dietas únicas. Pero lo único que tienen en común es su adicción por los alimentos ricos en enzimas. ¿Han olvidado los hombres esta regla básica de la naturaleza? Los seres humanos han establecido teorías modernas sobre la nutrición al examinar los nutrientes que se encuentran en los alimentos, al clasificarlos y contar las calorías. Sin embargo, el factor más fundamental, el enzimático, ha sido omitido totalmente. Por lo tanto, la gente ingiere una gran cantidad de comida muerta que no contiene enzimas.

Lo mismo se puede decir de la comida para mascotas. En la actualidad la comida para mascotas no contiene enzimas. Como resultado, muchas mascotas sufren diferentes enfermedades. Por eso no le doy a mis perros comida de mascotas. En lugar de eso los alimento con el mismo arroz integral que como yo. Puede parecer extraño que los perros coman arroz integral, pero son muy felices cuando se lo doy rociado con un poco de *non* (un alga). También les gusta comer verduras y frutas. Hasta se pelean por devorar brócoli ligeramente hervido.

Cuando hablamos de carnívoros, podrías pensar que éstos sólo requieren carne, pero eso no es cierto. También necesitan verduras. ¿Por qué comen exclusivamente carne? Porque no tienen las enzimas para descomponer las plantas. Pero esto no significa que no puedan acceder a fuentes externas de enzimas.

Entenderás esto cuando veas que los carnívoros en estado salvaje sólo comen herbívoros. Después de que capturan a su presa herbívora, lo primero que hacen es comer sus intestinos, donde se encuentran en proceso de digestión las plantas que los herbívoros comieron con algunas enzimas. De esta forma, el carnívoro ingiere plantas digeridas y en proceso de digestión en el estómago e intestinos de los herbívoros.

Los carnívoros sólo comen herbívoros y los herbívoros sólo comen plantas. Ésa es la ley de la naturaleza. Si ignoramos esta ley, seguramente sufriremos las consecuencias. Un ejemplo típico de éstas es la BSE[8], más conocida como enfermedad de las vacas locas.

No se conoce a ciencia cierta la causa de la BSE, pero lo que sí sabemos es que el cerebro comienza a convertirse en una esponja, debido a una modificación anormal por los priones, que son partículas de proteína que carecen de ácido nucleico. Entonces ¿qué es lo que provoca los cambios anormales en los priones? Es evidente, a partir de la investigación, que la BSE se ha esparcido por la distribución de los alimentos que contienen harina de huesos de carne (que es un alimento que se fabrica a partir de los desechos del procesado cárnico de la piel, carne y huesos). Las agencias gubernamentales en Estados Unidos y en Japón, al igual que en otros países, han dicho que la BSE se debe a la harina de huesos cárnicos genéticamente modificados. Pero si me lo preguntas, dar a las vacas herbívoras harina de huesos de carne, en primer lugar, va contra las leyes de la naturaleza.

Dicha práctica surge del egoísmo obtuso de los seres humanos. La comida que consiste en el polvo de los huesos de la carne aumenta la cantidad de proteína y calcio en la leche de la vaca. La leche que contiene más proteína y calcio puede venderse a un precio más alto. Por lo tanto, creo

8. Encefalopatía espongiforme bovina *(N. del T.)*.

que la BSE se genera por el egoísmo y arrogancia de quienes ignoran las leyes de la naturaleza.

Al final, el tipo y la cantidad de comida que todos los animales deben comer, incluidos los humanos, están determinados por las leyes de la naturaleza. No puedes vivir una vida saludable si las ignoras.

¿POR QUÉ LOS SERES HUMANOS TIENEN 32 DIENTES?

Como expliqué antes, la comida equilibrada ideal consiste en 85 por ciento de alimentos vegetales y 15 por ciento de animales. Llegué a esta proporción, de hecho, al observar el número de dientes en el ser humano. Los dientes reflejan el tipo de alimentos que cada especie animal debe comer. Por ejemplo, los dientes de los carnívoros son muy afilados, como los caninos. Éstos son adecuados para arrancar la carne de los huesos de sus presas. Por el contrario, los herbívoros tienen dientes como los incisivos, delgados y cuadrados, adecuados para morder plantas. También tienen molares, los cuales muelen las plantas una vez que las han mordido.

Puede sonar raro contar los dientes de los animales para juzgar cuál sería su dieta más adecuada, pero no es una idea nueva. Mucha gente en el pasado ha afirmado que hay una conexión profunda entre los diferentes tipos de dientes y la dieta ideal.

Los seres humanos tienen un total de 32 dientes (incluyendo la muela del juicio). Se dividen como sigue: dos pares de incisivos (dientes frontales), superiores e inferiores, un par de caninos, superiores e inferiores, y cinco pares de molares, superiores e inferiores. Por lo tanto, en los seres humanos, la relación es un canino por dos incisivos por cinco molares: un canino para comer carne y dos incisivos más cinco molares, sumando siete piezas, para comer verduras. Si aplicamos esta proporción entre plantas y animales, llegamos a una relación de siete a una, lo que nos sugiere una dieta del 85 por ciento de alimentos vegetales y 15 por ciento de alimentos animales.

Si resumimos la dieta más equilibrada para los seres humanos sería la siguiente:

- La proporción de los alimentos vegetales frente a los animales es de 85-90 por ciento a 10-15 por ciento, respectivamente.
- En general, las semillas deberían ser el 50 por ciento; las verduras y frutas, el 35-40 por ciento, y la carne, el 10-15 por ciento.
- Come semillas sin refinar, que deben constituir el 50 por ciento de tu dieta.

Podrías pensar que la proporción de verduras es demasiado alta, pero mira a los chimpancés, los animales cuyos genes se parecen más a los humanos (98,7 por ciento son los mismos). La dieta del chimpancé es 95,6 por ciento vegetariana. Su proporción es 50 por ciento frutas, 45,6 por ciento nueces, patatas y raíces, y el restante 4,5 por ciento es una dieta animal que consiste en insectos como las hormigas. Ni siquiera comen pescado.

He examinado los gastrointestinos de los chimpancés con un endoscopio, pero son tan similares a los de los seres humanos que no podría distinguirlos entre ellos nada más con verlos. Y lo que me sorprendió más fue lo limpio de sus características gastrointestinales.

Los animales salvajes, a diferencia de los humanos, mueren inmediatamente después de enfermar. Saben por instinto qué comida es la que apoya sus vidas y su salud.

Creo que es necesario para nosotros como seres humanos aprender más de la naturaleza y, con gran humildad, regresar a los fundamentos básicos de los alimentos.

POR QUÉ MASTICAR BIEN Y LA MODERACIÓN SON BUENAS PARA LA SALUD

En el capítulo 1 expliqué por qué la comida normal bien masticada era mejor para la digestión que los guisados que no se mastican tan bien. Pero existen otros beneficios de masticar bien, siendo el mayor de ellos la conservación de las enzimas madre.

Siempre trato de masticar cada bocado de comida entre 30 y 50 veces. Si estoy masticando comida normal, se vuelve completamente blanda y pasa por mi garganta sin mucho esfuerzo. Pero cuando como alimentos duros o que no digiero bien, los mastico entre 70 y 75 veces. El cuerpo humano está construido de tal forma que las glándulas salivales secretan más saliva cuanto más mastiques, y como ésta se mezcla bien con los ácidos gástricos y la bilis, el proceso digestivo se lleva a cabo con facilidad.

Las paredes intestinales de una persona pueden absorber sustancias de hasta 15 micrones (0,015 milímetros) de tamaño y todo lo que sea más grande será excretado. Por lo que si no masticas bien, la mayoría de la comida que ingieras se desperdiciará sin ser absorbida.

Cuando le digo esto a la gente, las mujeres jóvenes me preguntan con frecuencia que si al no absorberse, no van a engordar y ¿eso no es bueno? Pero la situación no es tan simple. Una descomposición y una fermentación anormales se llevan a cabo dentro de los intestinos cuando los alimentos no se digieren ni se absorben, justo como cuando comemos en exceso. La descomposición da lugar a la aparición de diferentes toxinas, las cuales agotan grandes cantidades de enzimas.

Más aún, dado que existe una gran distancia entre los porcentajes de absorción de lo fácilmente digerible y lo difícil de digerir, incluso si tu dieta es equilibrada, puedes llegar a carecer de algunos nutrientes. Éste es el mayor peligro de perder aquellos nutrientes que existen en pequeñas cantidades.

En los últimos años ha habido un aumento en el número de personas que suben de peso debido al exceso de ingestión de calorías pero que a pesar de eso carecen de los nutrientes esenciales. Esto suele deberse a una dieta poco equilibrada con una indigestión y falta de absorción generada por no masticar correctamente.

Masticar bien es, de hecho, mejor para aquellos que quieren perder peso porque tardan más tiempo en comer los alimentos. Cuando comes, el nivel de azúcar de tu sangre sube y tu apetito se restringe, evitando que comas de más. Al masticar bien tienes la sensación de saciedad más rápidamente. Por eso no tienes que hacer acopio de una gran fuerza de voluntad ni forzarte a disminuir la cantidad que comas; sólo vas a querer comer menos.

Otro beneficio de masticar bien es que mata a los parásitos. En la actualidad no vemos insectos en las verduras, pero hay muchos parásitos en el bonito, el calamar y en los peces de agua fresca. Son extremadamente pequeños en cuanto a tamaño y si no se mastican bien serán tragados como están y empezarán a vivir de tus órganos internos. Sin embargo, se sabe que si masticas entre 50 y 70 veces, puedes matar a los parásitos dentro de la boca.

Una vez que comiences a elegir buenos ingredientes para tus comidas, empezarás a escoger naturalmente verduras orgánicas y peces salvajes en lugar de cultivados en granjas. Estos alimentos pueden llegar a tener muchos insectos, ya que se crían de forma natural, pero no debes preocuparte de los parásitos y los insectos si sabes que masticar bien te protegerá de cualquier daño potencial.

Algunas personas pueden suponer que cuanto más mastiques, más saliva excretarás en la boca, por lo que usarás más enzimas. Pero éste no es el caso. El número de enzimas utilizadas al masticar bien es mucho menor que el que se necesitaría si la comida que no se masticó lo suficiente entrara al estómago para la digestión. Y al masticar bien tu apetito es naturalmente suprimido. Cuando la cantidad de comida que ingieres disminuye, el número de enzimas que utilizas para la digestión y la absorción disminuyen también. Desde la perspectiva total del cuerpo, masticar bien te lleva a la conservación de las enzimas.

Lo que esto quiere decir es que las enzimas madre no se agotan en el proceso de la digestión, por lo que habrá más enzimas que puedan usarse para mantener la homeostasis del cuerpo, su desintoxicación, reparación y abastecimiento de energía. Como resultado, tu resistencia corporal y tu sistema inmunológico mejorarán, conduciéndote a una vida más larga.

Más aún, si no comes en exceso, la mayor parte de la comida se va a digerir y absorber por completo, por lo cual habrá menos posibilidades de que se acumule en el intestino comida descompuesta sin absorber y sus toxinas. Así se conservarán las enzimas utilizadas para la desintoxicación. El hecho es que si sigues la dieta y el estilo de vida de la enzima prodigiosa, tus características estomacales e intestinales mejorarán en unos seis meses y algunos de los olores desagradables de gases y heces disminuirán.

Sin importar lo buena que sea la comida o lo indispensable que sea el nutriente, la ingestión en exceso va a dañar tu salud. Lo importante es seguir una dieta equilibrada consistente en alimentos frescos y naturales y masticar bien. Si tienes estas tres cosas en mente, ahorrarás tu fuente de enzimas madre y disfrutarás una larga vida con un cuerpo saludable.

NO PUEDES ESTAR SANO COMIENDO ALIMENTOS QUE SABEN MAL

En este capítulo he hablado sobre los alimentos buenos que mantienen la vida y los malos alimentos que son nocivos para tu salud. Las principales diferencias entre «buena comida» y «mala comida» son las enzimas y la frescura. También discutí sobre comer alimentos buenos y equilibrados y cómo comerlos.

A través de la evolución los seres humanos han aprendido a cocinar. Hemos aprendido a disfrutar y preservar de la misma manera los diferentes tipos de alimentos. Por otro lado, también perdemos enzimas preciosas al cocinar nuestra comida.

En estado salvaje los animales no comen alimentos cocinados. Más aún, no comen alimentos refinados ni procesados. Por eso existen investigadores de dietas y salud cuya postura es abandonar por completo los alimentos procesados y solamente comer la comida cruda.

Sin embargo, no creo que esto sea lo correcto. Para que una persona tenga una larga vida es importante que experimente placer y bienestar. Para los seres humanos, la comida es fuente de un gran placer. No puedes estar sano si te obligas a comer alimentos que saben mal.

Por lo tanto, la dieta y el estilo de vida de la enzima prodigiosa considera tanto el disfrute de los alimentos y la adherencia a una dieta adecuada como factores importantes para mantener la salud. Para reiterar los puntos principales de mi dieta:

- Mantener una relación de 85-90 por ciento de alimentos de origen vegetal y 10-15 por ciento de alimentos de origen animal.
- Las semillas deben constituir el 50 por ciento; las verduras y frutas, el 35-40 por ciento, y los alimentos animales, el 10-15 por ciento del total.
- Come semillas sin refinar, lo cual constituye el 50 por ciento de tu dieta.
- Los alimentos animales deben venir de fuentes como los pescados, que tienen una temperatura corporal menor que la de los humanos.

- Come alimentos frescos y sin refinar, en su forma natural a ser posible.
- Evita la leche y los productos lácteos lo más posible (los que son intolerantes a la lactosa, predispuestos a las alergias o que no les gusta la leche ni los lácteos deben evitarlos por completo).
- Evita las margarinas y los alimentos fritos.
- Mastica bien (40-70 veces cada bocado) y trata de comer pequeñas cantidades.

No es tan difícil seguir disfrutando de tus alimentos si entiendes el mecanismo del cuerpo humano y las leyes de la naturaleza al seguir estos puntos. La forma más fácil de hacerlo es formando el hábito desde la infancia.

Si encuentras placer en esto, está bien comer un filete grueso o queso o alcohol de vez en cuando. Si te relajas el 5 por ciento del tiempo y eres cuidadoso con lo que comes el otro 95 por ciento del tiempo, las enzimas madre seguirán protegiendo tu salud, ya que la salud es la acumulación de hábitos a largo plazo.

Lo más importante es que sigas un estilo de vida saludable y duradero *que puedas disfrutar.*

CAPÍTULO 3
LOS HÁBITOS DE LOS RICOS Y SALUDABLES

Siempre hay una razón para que la gente enferme: por hábitos alimentarios desordenados, una forma de comer incorrecta, un estilo de vida desordenado o todo lo anterior.

Desde 1990 en Estados Unidos han decrecido de forma considerable las estadísticas de cáncer y muertes a consecuencia del cáncer. Pienso que esto ha ocurrido porque a partir de que se presentó el informe McGovern en 1977, el gobierno de Estados Unidos comenzó a promover hábitos alimentarios saludables que poco a poco comenzaron a penetrar en la sociedad norteamericana.

Hoy día en Estados Unidos cuanto más alto esté una persona en la escala socioeconómica, más en serio se tomará la mejora de sus hábitos alimentarios. Los hábitos alimentarios de los norteamericanos con poder económico, la llamada clase alta, son bastante sanos en estos días. Comen más frutas y verduras, y en sus mesas a la hora de la cena se ven menos filetes desbordantes de grasa. Por lo tanto, hay menos sobrepeso en esta clase social, aun cuando la obesidad en Estados Unidos ha alcanzado proporciones epidémicas. Se ha dicho que en Estados Unidos una persona obesa no puede llegar a ser el presidente de una empresa. Esto es porque muchos creen que una persona que no puede manejar su propia salud, menos podrá manejar una compañía.

Entonces ¿en dónde está la diferencia entre los hábitos alimentarios del nivel socioeconómico alto y el resto de la escala socioeconómica?

Un problema es el precio. Comprar alimentos frescos, como las frutas y verduras y los alimentos orgánicos que no se cultivaron con químicos agrícolas o fertilizantes químicos, puede ser muy caro. Es común que cuanto mejor sea la comida, más cara será. Como resultado, en Estados Unidos, la clase alta y saludable se separa de la mayoría enferma. Creo que esta tendencia no se revertirá, pues los hábitos alimentarios se transmiten de padres a hijos dentro de cada clase social.

LA MAYORÍA DE LAS ENFERMEDADES SE GENERAN POR HÁBITOS, MÁS QUE POR HERENCIA

Hay mucha gente que cuando llega a la edad madura o a la vejez, desarrolla las mismas enfermedades que sus padres, como la diabetes, la hipertensión, las enfermedades cardíacas y el cáncer. Cuando esto sucede, algunos dicen: «Era inevitable que me diera cáncer; es de familia». Pero eso no es así. No voy a decir que los factores genéticos no influyan, pero una gran causa de las enfermedades hereditarias es la herencia de los hábitos nocivos.

Los hábitos familiares se integran subconscientemente en la mente de los niños cuando crecen. La preferencia por ciertos alimentos, los métodos de preparación, los estilos de vida y valores varían de familia en familia, pero los padres e hijos viviendo en la misma casa comparten preferencias. En otras palabras, los niños son más proclives a desarrollar la misma enfermedad que sus padres, no porque hereden genes que causan la enfermedad, sino porque heredan los hábitos de vida que causan la enfermedad.

Si los niños heredan buenos hábitos, como escoger ingredientes frescos y agua buena, vivir un estilo de vida adecuado y no tomar muchas medicinas, les parecerá más fácil mantener su salud. Sin embargo, al heredar malos hábitos, como comer muchos alimentos oxidados, confiar demasiado en los medicamentos y seguir un estilo de vida impropio, los niños probablemente crecerán poco sanos, quizá más que sus padres.

Así, los niños heredan los buenos o malos hábitos de sus padres. A los adultos que desde niños sus padres les dijeron que tomaran leche todos los días porque era bueno para el cuerpo, probablemente sigan bebiéndola, con las palabras de sus padres grabadas en sus mentes. Sólo mediante la reflexión cuidadosa de nuestros propios hábitos, probados contra la mejor información disponible respecto a la nutrición y siendo responsables, podemos transmitir una mejor salud a la siguiente generación.

LOS HÁBITOS REESCRIBEN LOS GENES

Con la edad es más difícil cambiar nuestros hábitos. Más aún, aquellos que se graban en nuestra mente cuando somos jóvenes, con frecuencia ejercen una influencia muy poderosa en nuestras vidas. Por lo tanto, es importante grabar buenos hábitos en los niños lo más temprano posible.

Existe una buena cantidad de investigaciones que prestan una atención inusual a la educación infantil, al desarrollo del cerebro y al perfeccionamiento de las habilidades de concentración en los niños que son muy jóvenes para recordar cosas. Pero cuando escudriñamos la conciencia de los adultos en cuanto a los asuntos de la salud, no hay suficiente investigación disponible. El desarrollo intelectual es un asunto importante para el buen desarrollo social y educativo, pero es igual de importante el conocimiento preciso de cómo los hábitos de salud se graban en la mente de los niños. Aunque mandes a tus hijos a las mejores escuelas, no podrán gozar de una vida plena si no están sanos.

La mayoría de los norteamericanos confían su alimentación a sus restaurantes favoritos o a lugares de comida rápida y su salud a doctores que saben muy poco sobre los medicamentos que están tomando. Sí, puedo decir esto como médico, mucha gente tiene muy poco conocimiento de medicina. Creo que el cuadro de síntomas de una persona es determinado principalmente por dos factores: qué es lo que heredaste de tus padres y los hábitos de vida con los que creciste.

Por ejemplo, si tus padres carecían de suficientes enzimas para descomponer el alcohol, tú también carecerás de esas enzimas. Sin embargo, si aumentas de forma gradual la cantidad de alcohol que bebes, el número de enzimas utilizadas por tu hígado aumentará y de vez en cuando podrás ingerir una buena cantidad de alcohol. En esencia lo que estás haciendo es incremetar tu tolerancia al alcohol.

Esto se cumple sobre todo si tus padres, que no tenían suficientes enzimas para descomponer el alcohol, al final aumentan la tolerancia porque beben. Las personas con tales padres es probable que crean que ellas también pueden aumentar su tolerancia si siguen bebiendo. Por otro lado, si ves que tus padres, que no tienen tolerancia al alcohol, se abstienen de beber, entonces es muy probable que aceptes el hecho de que también tú eres incapaz de hacerlo.

Éste tal vez no sea el mejor ejemplo, pero la verdad es que los buenos hábitos pueden derrotar a los malos genes.

A pesar de que tus padres tengan genes de cáncer, si te cuidas mediante la práctica de hábitos saludables y vives de acuerdo con las leyes naturales, es probable que tus hijos aprendan que los genes de cáncer no siempre conducen al cáncer y pueden realizar actividades preventivas espontáneamente. De manera que si las dietas y los hábitos correctos se transmiten de generación en generación, los «genes cancerígenos» se debilitarán de forma consistente de generación en generación. En otras palabras, al heredar buenos hábitos puedes reescribir tus genes.

Pero los niños que crecieron con leche embotellada no están condenados a la mala salud en los años adultos. Aquellos que se alimentaron con biberón porque sus madres no pudieron darles el pecho desarrollan alergias más fácilmente que los que recibieron leche materna. Sin embargo, si después de abandonar el biberón son cuidadosos con su dieta y siguen acumulando buenos hábitos, no desarrollarán enfermedades relacionadas con el estilo de vida al crecer.

Por otro lado, los niños que se alimentaron de leche materna y posteriormente adoptaron malos hábitos, como consumir mucha carne, lácteos y alimentos oxidados con aditivos, se harán susceptibles a problemas de salud.

Tú naciste con ciertos factores hereditarios, pero éstos se pueden cambiar con el poder del esfuerzo. Dependiendo de la acumulación de los hábitos, los factores hereditarios pueden cambiar de forma positiva o negativa. Los buenos hábitos que te salvan, también pueden salvar a la siguiente generación.

LOS PEORES HÁBITOS SON EL ALCOHOL Y EL TABACO

La mayoría de los doctores aún dependen de la cirugía y las drogas y parece que no muchos tratan de que sus pacientes sean conscientes de los hábitos alimentarios adecuados, a pesar del extenso conocimiento sobre el cáncer, dolencias cardíacas, diabetes y muchas otras dolencias que se han relacionado en gran parte con la dieta.

Sin embargo, aunque tu dieta mejore de forma sustancial, esto solo no podrá evitar por completo el desarrollo de enfermedades, ya que, más allá de la dieta, hay muchos otros factores en tu vida que pueden agotar tus enzimas madre. Además de una buena dieta, para proteger tu salud también deberías eliminar otros malos hábitos.

Los peores de estos malos hábitos son el alcohol y el tabaco. La principal razón por lo que éstos son considerados los peores es que generan adicción y mucha gente no puede pasar un día sin beber o fumar.

Yo puedo decir inmediatamente si una persona es fumadora con sólo mirar su cara. Una persona que fuma tiene un característico color de piel grisáceo. Tu piel se hace gris cuando fumas porque, además de la constricción capilar y el bloqueo del oxígeno y los nutrientes hacia las células, el desperdicio y la descomposición no se pueden excretar. En otras palabras, ese color gris se debe a las toxinas que se acumulan en las células de la piel.

Cuando hablamos del daño de los cigarros, normalmente nos concentramos en la acumulación de alquitrán en los pulmones. Pero es igual de grave y dañino para el cuerpo la constricción capilar a lo largo de todo el organismo. Cuando se constriñen los vasos capilares, los fluidos no corren por el cuerpo. Si los fluidos se estancan, los nutrientes que se transportan en ellos tampoco llegan a algunas partes del cuerpo. Más aún, el desperdicio se acumula y se echa a perder, dando lugar a las toxinas. La «negrura» que aparece en la piel es fácil de ver, pero lo mismo sucede dentro del cuerpo, en especial en partes conectadas por las puntas de los vasos capilares.

Los vasos sanguíneos de una persona que bebe alcohol con frecuencia se constriñen de la misma forma que le sucede a quien fuma todos los días. Algunos dicen que una pequeña cantidad de alcohol abre los vasos sanguíneos y mejora la circulación en la sangre, pero dependiendo de la cantidad y tipo de alcohol, los vasos sanguíneos se pueden abrir dos o tres horas. La realidad es que esta «apertura» al final sólo hace que se constriñan. Cuando bebes, tus venas se expanden. Pero como reacción tu cuerpo trata de contrarrestar esto, constriñéndolas. Cuando tus vasos sanguíneos se constriñen, los alimentos y el desperdicio no se pueden absorber ni excretar, provocando los mismos problemas que origina el fumar.

De esta manera, el alcohol y el tabaco generan un gran número de radicales libres en el cuerpo. Lo que los neutraliza es el agente antioxidante SOD (superóxido dismutasa) y enzimas antioxidantes, como la catalasa, el glutatión y la peroxidasa. Se sabe que en un fumador habitual se destruyen grandes cantidades de vitamina C. Esto es porque la vitamina C es uno de los agentes antioxidantes.

Para neutralizar los radicales libres se utilizan grandes cantidades de enzimas antioxidantes. Aunque los radicales libres también se generan por factores que están fuera de nuestro control en nuestras vidas, como las ondas electromagnéticas y la contaminación ambiental, la gente sigue consumiendo sin preocuparse productos como el alcohol y el tabaco que sí pueden controlar. Si se produce una gran cantidad de radicales libres, eso significa que tu preciada fuente de enzimas también se consumirá.

Las enzimas se agotan si sigues usándolas rápidamente, de la misma forma en que acabas tu crédito si usas la tarjeta y no la pagas. Seguir una buena dieta y practicar buenos hábitos es como ahorrar dinero. Pero si sigues gastando grandes cantidades de dinero a diario, acumularás una deuda aterradora, que al final los acreedores cobrarán. En el caso de las enzimas esto significa que vas a enfermar. Si sigues gastando sin pagar tus deudas, puedes caer en bancarrota. En términos de salud, esta bancarrota es más grave que la financiera. Termina en la muerte.

Muchos hábitos cotidianos causan enfermedades. Así, algunas enfermedades pueden curarse si los hábitos cotidianos son ligeramente alterados. Un ejemplo de lo anterior es la apnea durante el sueño, un síndrome que en los últimos años ha captado mucho la atención.

El síndrome de apnea del sueño es una enfermedad en la cual la respiración se detiene intermitentemente mientras la persona duerme. Dado que los músculos se relajan durante el sueño, cuando alguien duerme boca arriba, la base de la lengua se desplaza hacia atrás, haciendo más angosto el tracto respiratorio. La gente con apnea del sueño tiene una constricción respiratoria grave y como su tracto respiratorio se cierra temporalmente, la respiración se detiene. Sienten como si se estuvieran sofocando cuando su respiración se detiene, por lo que se despiertan varias veces durante la noche. Al ser privados del sueño de esta manera, sufren de un tremendo cansancio o son incapaces de concentrarse durante el día.

Este desorden no les provocará la muerte por asfixia durante el sueño. Sin embargo, además de la disminución de las funciones inmunológicas y metabólicas, la falta de sueño sipone una carga al aparato circulatorio, aumentando las posibilidades de enfermedades cardíacas o de infartos en tres o cuatro veces, volviéndola un padecimiento temible.

Entre el 70 y el 80 por ciento de los pacientes con esta enfermedad son obesos. Al principio se pensaba que la obesidad provocaba la apnea del sueño al hacer más angosto el tracto respiratorio, pero investigaciones posteriores mostraron que no hay una relación directa.

Existen tres clasificaciones de la apnea del sueño. «Apnea obstructiva» que sucede cuando el tracto respiratorio se obstruye; «apnea central» cuando la actividad del centro respiratorio del cerebro decrece, y «apnea mixta», que es cuando se da una mezcla de las dos. De hecho, hay una sencilla cura para la «apnea obstructiva durante el sueño» la cual es la más común de las tres. La cura es evitar comer o beber cuatro o cinco horas antes de ir a la cama. Sencillamente, para curar la apnea del sueño vete a dormir con el estómago vacío.

La tráquea humana se organiza de tal forma que nada que no sea aire pueda entrar en ella. Sin embargo, si hay comida en el estómago antes de ir a dormir, ésta subirá del estómago a la garganta cuando te acuestes. Cuando esto sucede, el cuerpo hace el tracto respiratorio más angosto y detiene tu respiración para evitar que los contenidos gástricos entren a la tráquea.

El hecho de que la mayoría de quienes padecen síndrome de apnea del sueño sean obesos coincide con mi hipótesis. Esto sucede porque si comes justo antes de irte a dormir, se secretan grandes cantidades de insulina. Pero tanto si comes carbohidratos como proteínas las cargas de insulina convierten todo en grasa. Entonces es mucho más fácil subir de peso si comes tarde por la noche, aun si no comes nada «que engorde». En otras palabras, no desarrollas el síndrome de apnea del sueño porque eres obeso, sino porque el hábito de comer justo antes de ir a dormir genera tanto la apnea del sueño como la obesidad.

Comer justo antes de ir a dormir es, de hecho, una mala costumbre.

Hay algunos bebedores que se toman habitualmente la última copa por la noche, pensando que es mejor que tomar pastillas para dormir, pero eso es también peligroso. El individuo puede pensar que una copa le hará conciliar el sueño más fácilmente, pero el hecho es que es más probable que su respiración se detenga de forma intermitente, provocando una disminución en el nivel de oxígeno en la sangre. Esto origina una falta de oxígeno en el músculo cardíaco y para la gente con arterioesclerosis o con arterias coronarias engrosadas puede conducir a la muerte.

La razón de que mucha gente se muera al amanecer, de un paro cardíaco o de un infarto de miocardio, es de hecho un reflujo ácido que se da como resultado de comer y dormir tarde por la noche y que conduce al cierre del tracto respiratorio, una respiración irregular, una disminución del nivel de oxígeno en la sangre y, finalmente, una falta de oxígeno en el músculo cardíaco.

Este riesgo aumenta si se consume alcohol al comer antes de dormir porque, cuando uno bebe alcohol, el centro respiratorio se reprime, disminuyendo aún más el nivel de oxígeno en la sangre. Para aquellos que tienen pocas enzimas para descomponer el alcohol, éste permanece en su sangre durante un periodo de tiempo más largo, por lo que tienen que ser más cuidadosos.

Más aún, hay gente que da leche caliente a sus hijos antes de acostarse por la creencia de que los ayuda a dormir bien, lo cual es una mala idea. Aunque los niños cenen a las seis de la tarde, todavía tendrán comida en el estómago cuando se vayan a dormir, ya que se duermen más temprano que los adultos. Si además los haces beber leche será más fácil que tengan reflujo. Como resultado la respiración se vuelve irregular, en ocasiones incluso se interrumpe por un momento y cuando el niño respira profundamente, inhala leche, lo cual puede provocar una alergia. De hecho, creo que ésta es una de las causas del asma infantil.

Aunque no se haya demostrado, de acuerdo con los datos que he reunido de mis pacientes, encontré que muchas personas que tuvieron asma infantil se dormían inmediatamente después de comer o les daban leche antes de acostarse cuando eran niños.

Para evitar enfermedades como el asma infantil, el síndrome de apnea del sueño, el infarto de miocardio o los ataques al corazón, basta con acostumbrarse a dormir con el estómago vacío.

Si a pesar de todo no puedes evitar los ataques de hambre por la noche, la mejor opción es comer una fruta fresca, llena de enzimas, alrededor de una hora antes de irse a la cama. Las enzimas de las frutas son muy digeribles y se desplazan del estómago al intestino en un lapso de 30 a 40 minutos. Por lo tanto, no te tienes que preocupar del reflujo posterior a que te acuestes, siempre que lo hagas una hora después de haberte comido la fruta.

BEBE AGUA UNA HORA ANTES DE COMER

Un «buen hábito» que practico todos los días es beber medio litro de agua una hora antes de cada comida.

La gente dice con frecuencia que debes beber mucha agua para mantener tu salud, pero así como hay un tiempo correcto para comer, también hay un tiempo correcto para beber agua. Estoy seguro de que la gente que cuida plantas lo entenderá. Después de todo, un riego excesivo generará que las raíces se pudran y que las plantas se marchiten y mueran. Así como hay un momento apropiado para regar las plantas, podemos afirmar lo mismo para el consumo de agua de los seres humanos.

El cuerpo humano está hecho principalmente de agua. Los bebés y los niños se componen aproximadamente del 80 por ciento de agua, los adultos del 60 al 70 por ciento y los ancianos del 50 al 60 por ciento. Los bebés tienen una piel fresca y joven porque en sus células hay mucha agua. Es muy importante para el cuerpo humano que se le abastezca de mucha agua buena.

El agua que entra en la boca se absorbe por el sistema gastrointestinal antes de ser transportada a las células de todo el cuerpo a través de los vasos sanguíneos. Una mayor cantidad de agua hace que la sangre fluya mejor, promoviendo un metabolismo más eficiente. Una agua buena disminuye el nivel de colesterol y triglicéridos en la sangre. Por lo tanto, los adultos deben beber al menos de seis a ocho vasos de agua al día, y los ancianos, un mínimo de cinco vasos.

¿Cuándo es el mejor momento para beber agua?

Si tomas mucha agua antes de la comida, tu estómago se llenará, haciendo que pierdas el apetito. Y si bebes agua durante la comida, diluirá las enzimas digestivas en tu estómago, dificultando la digestión y la absorción de la comida. Por lo tanto, si tienes que beber agua durante la comida, debes evitar beber más de un vaso en cada alimento.

Aun así hay doctores que aconsejan a la gente beber agua antes de ir a dormir o si se despiertan por la noche, a pesar de no tener sed, para prevenir que la sangre se densifique. Sin embargo, yo me opongo a esta práctica. No debes beber agua antes de ir a la cama si quieres evitar el reflujo. Aunque sólo sea agua, cuando ésta se mezcla con los ácidos gástricos entra en la tráquea y se inhala hacia los pulmones, y corres el riesgo de que te dé neumonía.

La mejor forma de aportar agua a tu cuerpo es beberla al levantarte por la mañana y una hora antes de cada comida. Si es sólo agua, viajará del estómago al intestino en 30 minutos y por consiguiente no obstaculizará la digestión ni la absorción.

Ésta es mi rutina diaria para beber agua:

Beber de uno a tres vasos al levantarme por la mañana.

Beber de dos a tres vasos una hora antes de comer.

Beber de dos a tres vasos una hora antes de cenar.

Por supuesto que ésta es sólo una forma de hacerlo. En el verano todo el mundo necesita más agua, en especial aquellos que sudan mucho. Sin embargo, quienes tienen sistemas gastrointestinales débiles pueden sufrir diarrea si beben demasiada agua. La cantidad de agua que necesita una persona difiere dependiendo de su complexión y se tiene que determinar la cantidad adecuada para cada cuerpo. Si beber seis vasos te causa diarrea, entonces debes bajar a vaso y medio tres veces al día, y aumentar la cantidad con el tiempo.

Durante la temporada de frío calienta el agua ligeramente y bébela despacio. Beber agua fría enfriará el cuerpo. Se dice que la temperatura del cuerpo a la cual trabajan mejor las enzimas es entre los 36 y los 38 °C. Más aún, si la temperatura del cuerpo sube un grado dentro de este límite, se dice que el sistema inmunológico aumenta su eficiencia un 35 por ciento. Yo estoy convencido de que la fiebre aparece en las enfermedades como parte de las defensas naturales del cuerpo, porque el aumento de la temperatura corporal activa estas enzimas.

EL AGUA Y LAS ENZIMAS MADRE SON BUENOS ALIADOS

El agua tiene muchas funciones dentro del cuerpo, pero la principal es mejorar el flujo de sangre y acelerar el metabolismo. También activa la flora bacteriana y las enzimas intestinales en el momento de excretar desperdicios y toxinas. Las dioxinas, los contaminantes, los aditivos de los alimentos y los carcinógenos son expulsados del cuerpo por el agua buena.

Por todas estas razones la gente que no bebe suficiente agua enferma con facilidad.

Por el contrario, si bebes mucha agua buena, será más difícil que enfermes. Cuando el agua humedece las zonas del cuerpo que las bacterias y los virus pueden invadir con más facilidad, como los bronquios y la mucosa gastrointestinal, el sistema inmunológico se activa, haciendo que esas áreas sean menos susceptibles de ser invadidas por los virus.

En contraste, si no se consume agua suficiente, las membranas mucosas de los bronquios se deshidratan y se secan. Se producen flemas y mocos en los bronquios (por ejemplo, el tubo bronquial), pero si no hay suficiente agua se pegarán a los bronquios generando un caldo de cultivo para las bacterias y virus.

El agua no solamente está presente en los vasos sanguíneos, sino que también desempeña un papel muy activo dentro de los vasos linfáticos, ayudándonos a mantenernos sanos. Si los vasos sanguíneos son como un río, el sistema de vasos linfáticos del cuerpo humano es como el alcantarillado. Desempeña funciones importantes de purificación, filtrado y transporte de exceso de agua, proteínas y desperdicios a través del flujo sanguíneo. Dentro de los vasos linfáticos se encuentran los anticuerpos llamados gamaglobulinas, las cuales tienen funciones inmunológicas, así como enzimas llamadas lisozimas que tienen efectos antibacterianos. Para que el sistema inmunológico funcione adecuadamente resulta indispensable tener agua buena.

El agua es vital para todo el organismo. Un cuerpo no se puede mantener sin la cantidad adecuada de agua. Ésta es la razón de por qué las plantas no crecen en el desierto. Para que las plantas crezcan se necesita luz del sol, tierra y agua. Si sólo tienes luz del sol y suciedad, los nutrientes no pueden ser absorbidos y las plantas se marchitarán y morirán. El agua hace posible que la planta absorba los nutrientes.

Para un ser humano si el agua no es distribuida de forma adecuada, el individuo no sólo estará desnutrido, sino que los desperdicios y las toxinas se acumularán dentro de las células, sin que se puedan excretar. En el peor de los casos las toxinas acumuladas dañarán los genes de las células, haciendo que algunas de ellas se vuelvan cancerosas.

Sea para mejorar el flujo del sistema gastrointestinal o el flujo de la sangre y fluidos linfáticos, el agua tiene funciones muy amplias en el cuerpo.

El agua tiene microfunciones, como proveer de alimentos, y recibir y eliminar el desperdicio de los 60 trillones de células del cuerpo. Esas microfunciones, que producen energía y descomponen radicales libres, también involucran enzimas.

En otras palabras, si el agua no se distribuye con precisión entre los 60 trillones de células, las enzimas no serán capaces de cumplir de manera suficiente esas funciones. Para que las enzimas trabajen adecuadamente no sólo existen diferentes nutrientes residuales, como las vitaminas y los minerales necesarios, sino que también se requiere el medio en el cual estas sustancias son transportadas, o sea, el agua.

Más aún, la cantidad del agua que una persona excreta en un día, incluido el sudor que se evapora, es aproximadamente equivalente a diez vasos y medio. Claro que la comida tiene agua, pero si consideras lo anterior, se necesitan reponer al menos seis o siete vasos de agua al día.

Cuando le digo a la gente que beba muchos fluidos, hay quien me dice «no tomo mucha agua, pero tomo mucho té y café». Para el cuerpo humano es muy importante obtener agua. Cuando consumimos fluidos distintos del agua, como el té, el café, las bebidas con gas y la cerveza, en lugar de aportar los fluidos en el cuerpo, estos fluidos de hecho causan deshidratación. El azúcar, la cafeína, el alcohol y los aditivos que tienen esas bebidas extraen fluidos de las células y la sangre, por lo que ésta se hace más espesa.

Mucha gente se toma un bote de cerveza en un día caluroso de verano después de salir de la sauna. Aunque la cerveza sea refrescante cuando tienes mucha sed, los adultos y los ancianos con colesterol alto, presión sanguínea alta o diabetes tienen mayores probabilidades de sufrir un infarto de miocardio (ataque cardíaco) o un infarto cerebral si dependen de la cerveza para reponer el agua perdida por sudar.

Si tienes sed, en lugar de beber cerveza, té o café, acostúmbrate a beber agua buena, abasteciéndote con el fluido que tu cuerpo necesita.

«AGUA BUENA» ES AGUA CON FUERTES CARACTERÍSTICAS ANTIOXIDANTES

Confío en que ya comprenderás lo importante que es beber agua buena. Pero tal vez te preguntes qué tipo de agua es considerada buena.

Cuando digo «agua buena» dudo que cualquiera piense en el agua del grifo. Además de cloro, que se usa como desinfectante, el agua del grifo también contiene dioxinas y carcinógenos, como el tricloroetileno y el trifenilmetano. El agua del grifo cumple con ciertos niveles de seguridad respecto a estas sustancias, pero aun así contiene toxinas.

El agua del grifo se esteriliza con cloro, el cual puede matar bacterias en el agua. Pero cuando el cloro se añade al agua, se generan grandes cantidades de radicales libres. Los microorganismos se mueren como resultado de esos radicales libres y, por lo tanto, la gente considera que el agua esterilizada está «limpia». Pero aunque los microorganismos se mueran cuando se utiliza este tipo de esterilización, el agua del grifo se oxida con este proceso.

El nivel de oxidación en el agua se puede medir con algo llamado el potencial eléctrico de oxidación-reducción. La oxidación, mala para el agua, es el proceso en el cual los electrones se separan o son tomados de las moléculas. La reducción, que es positiva, es lo opuesto, ya que las moléculas reciben electrones. Basándose en la medición de la fluctuación de electrones, se puede determinar si el agua oxidará o reducirá otras sustancias. Por lo tanto, cuanto menor sea el potencial eléctrico, mayor poder reductor tendrá el agua (por ejemplo, el poder para reducir otras sustancias); el agua con un mayor potencial eléctrico tendrá más posibilidades de oxidar otras sustancias. Por lo tanto, ¿cómo encontramos agua «buena» con un alto poder reductor?

Puedes usar medios eléctricos para crear agua con fuerte capacidad reductora (como el agua Kangen). Existen purificadores que ionizan y crean este tipo de agua a partir de electrólisis.

Los purificadores de iones alcalinos y de iones negativos también usan el mismo mecanismo para producir agua con poder reductor, pero cuando tiene lugar la electrólisis, minerales como el sodio y el magnesio del agua atacan los cátodos. Entonces el agua que se trató eléctricamente puede captar más minerales. Más aún, cuando ocurre la electrólisis, se produce hidrógeno activo que puede eliminar el exceso de radicales libres del cuerpo. Cuando el agua pasa por estos purificadores, el cloro y las sustancias químicas encontradas en el agua del grifo se eliminan. El resultado es lo que yo llamo «agua buena», pura, limpia, alcalina y con muchos minerales.

Recientemente la gente ha comenzado a hablar sobre pequeñas moléculas de agua llamadas «racimos» como un requerimiento para tener agua buena. Pero en la actualidad las opiniones se dividen sobre los pros y los contras de estos racimos, por lo que no hay todavía un acuerdo claro de este tema.

Para ponerlo en otras palabras, el agua buena significa agua con fuerte poder reductor que no ha sido contaminada con sustancias químicas.

Hay muchas marcas de agua mineral, tanto locales como importadas. Entre los minerales encontrados en el agua, el calcio y el magnesio son particularmente importantes para los seres humanos. De hecho, el equilibrio entre estos dos minerales es muy importante. El calcio que entra en el cuerpo no se va con otros fluidos fuera de las células, sino que permanece dentro de ellas. Cuando el calcio se acumula en las células, se vuelve una causa de arterioesclerosis y presión sanguínea alta. Sin embargo, la cantidad adecuada de magnesio consumida al mismo tiempo, puede evitar el exceso de acumulación de calcio en las células. La relación adecuada entre el calcio y el magnesio se dice que es de dos a uno. El agua de los océanos profundos, que contiene mucho magnesio, y el agua dura pueden llamarse también «agua buena, porque además del magnesio y el calcio, también contienen hierro, cobre, flúor y otros minerales».

De paso, la dureza del agua se puede determinar utilizando la siguiente fórmula:

(Cantidad de calcio × 2,5) + (cantidad de magnesio × 4,1) = dureza

Si el valor mineral del agua está por debajo de 100 se considera agua suave, y si está por encima de 100 se llama agua dura. Pero lo que debes cuidar de estas aguas minerales es si han sido envasadas en PET o en plástico durante mucho tiempo, porque su poder reductor gradualmente decrece.

Más aún, si toda el agua que bebes es mineral, te resultará muy costosa en tiempo y dinero. Para beber bastante agua buena todos los días y hasta usarla para cocinar, creo que es necesario comprar y utilizar un purificador con fuerte poder reductor.

También cuando se consume el agua fría, tu cuerpo trata de calentarla lo antes posible por diferentes medios, para llevarla a la temperatura del cuerpo. De hecho, beber agua y estimular los nervios simpáticos es parte del sistema que produce energía para elevar tu temperatura corporal.

Sin embargo, ten en cuenta que tratar de aumentar el consumo de energía mediante la ingestión de agua helada, tendrá el efecto opuesto. Esto sucede porque cuando el agua enfría el cuerpo de golpe, provoca diarrea y otros problemas físicos.

Últimamente se observa un aumento en el número de personas, en especial entre los jóvenes, con el «síndrome de baja temperatura corporal» que se manifiesta con una temperatura alrededor de 35 °C. Esta temperatura baja del cuerpo puede tener varios efectos negativos. La temperatura normal de una persona sana es de alrededor de 37 °C, pero cuando es menor, el metabolismo baja un 50 por ciento. Además, la temperatura corporal a la cual las células cancerígenas se multiplican con mayor facilidad es alrededor de los 35 °C. Esto es porque la actividad de las enzimas se hace más lenta, disminuyendo las funciones inmunológicas del cuerpo. Las enzimas trabajan más activamente con una mayor temperatura corporal. A la gente le da fiebre porque sus cuerpos tratan de aumentar sus funciones inmunológicas. Por lo tanto, a menos que sea verano, es más seguro beber agua que esté a 20 °C.

BEBE MUCHA AGUA BUENA Y BAJA DE PESO

Cuando caminas por Nueva York, con frecuencia te topas con gente obesa paseando con una botella de agua. Esto es porque se piensa que beber mucha agua es efectivo para su dieta. La idea de perder peso con el simple hecho de beber agua puede sonar ficticia, pero tiene cierta verdad.

Cuando bebes agua, los nervios simpáticos se estimulan, activando el metabolismo energético e incrementando el consumo calórico que provoca la pérdida de peso. Cuando estimulas los nervios simpáticos se secreta adrenalina. La adrenalina activa la lipasa, que es sensible a las hormonas y que se encuentra en el tejido graso, la cual descompone a los triglicéridos en ácidos grasos y glicerol, haciendo más fácil que el cuerpo queme la grasa acumulada.

Existen estudios que muestran cuánto aumenta el consumo calórico al beber agua. De acuerdo con estos estudios al beber un poco más de dos vasos de agua tres veces al día, aumenta el número de calorías quemadas en el cuerpo hasta el 30 por ciento. Más aún, a los 30 minutos después de haber bebido el agua se llega al pico de la quema de calorías.

Este hecho aclara que la gente con exceso de grasa debe habituarse a beber al menos seis vasos y medio de agua buena al día. ¿Y qué clase de agua es la más eficiente para este propósito? Agua a una temperatura menor que la de tu cuerpo, pero que no esté helada. De acuerdo con experimentos, el agua fría que está alrededor de los 21 °C aumentará el consumo calórico. El agua fría se considera buena porque se utilizan cantidades considerables de energía para calentar esa agua a la temperatura del cuerpo.

El cuerpo humano está equipado con diferentes medios para estabilizar su temperatura. Por ejemplo, cuando vas al baño y orinas en una mañana fría, te dan escalofríos. Esto es porque la orina caliente, que se acumuló en la vejiga, de pronto se pierde, dando como resultado un temblor para recuperar algo del calor.

EVITA COMER DE MÁS CON LAS ENZIMAS

No importa con qué frecuencia bebas agua buena, no debes esperar perder mucho peso hasta que no cambien tus hábitos alimentarios. Cambiar tus hábitos alimentarios no significa necesariamente disminuir la cantidad que comes. Es importante que comas alimentos ricos en enzimas si quieres perder el exceso de peso.

Si comes sólo alimentos que contengan muchas enzimas, tu cuerpo se ajustará naturalmente a lo que sea mejor para ti. Las personas suben mucho de peso cuando comen alimentos oxidados y procesados que han perdido todas sus enzimas. Sienten hambre porque no ingieren los alimentos con los nutrientes que necesitan –las vitaminas, los minerales y las enzimas–. Esta gente no come porque necesite más comida, sino para saciar el ansia de enzimas de su cuerpo y nutrientes como vitaminas y minerales. La única forma de hacer desaparecer los ataques de hambre es comiendo buenos alimentos, abundantes en enzimas.

Hay gente que, a pesar de que tiene enzimas suficientes, siente hambre porque carece de nutrientes residuales. Aunque los nutrientes residuales son sobre todo vitaminas y minerales, también son sustancias indispensables llamadas «coenzimas» que aseguran que las enzimas trabajen suficientemente en el cuerpo.

En los últimos años la coenzima Q10 ha llamado la atención como buena para la salud y la figura. Sin embargo, la Q10 no es la única coenzima necesaria para los humanos.

El número de coenzimas que se necesitan es, de hecho, pequeño. En el pasado una comida equilibrada te daba suficientes nutrientes residuales. Pero recientemente la cantidad de nutrientes residuales que encontramos en las frutas y verduras ha disminuido. Si tu hambre no disminuye a pesar de que cambiaste a una dieta equilibrada, tienes que tomar suplementos que contengan nutrientes residuales.

Cuando tratas de bajar de peso no sólo debes considerar la cantidad de comida que necesitas, sino cómo y cuándo la comes. La mayoría de las personas con sobrepeso no mastican bien. Por esa razón comen más rápido, aumentando el nivel de azúcar en la sangre y antes de que el centro de la saciedad pueda enviar una señal diciéndoles que están llenas, terminan comiendo de más. Simplemente con masticar cada bocado de 30 a 50 veces comenzarás a comer menos de forma natural.

Si te quedas con comida al momento de ir a dormir, sean carbohidratos o proteínas, la mayor parte será convertida en grasa por la insulina.

En Estados Unidos las dietas bajas en carbohidratos han adquirido popularidad. Con esta dieta comes menos o no comes carbohidratos. Pero los resultados experimentales han mostrado que a pesar de que tengas una dieta baja en carbohidratos y alta en proteína, si continúas cenando tarde, subirás de peso como si comieras carbohidratos. Esto es porque una persona que come justo antes de irse a la cama secreta grandes cantidades de insulina, almacenando toda la comida como grasa. Es decir, a menos que cambies tus otros hábitos alimentarios, las dietas bajas en carbohidratos no sólo resultan ineficientes, sino que tu cuerpo se volverá más ácido, aumentando la posibilidad de tener osteoporosis y otras enfermedades.

Por otro lado, una persona que es demasiado delgada no secreta suficiente insulina, dando como resultado que se excrete comida sin digerir ni absorber. En otras palabras, aunque los resultados son exactamente opuestos, la causa del sobrepeso y de un peso bajo es la misma.

Si comes alimentos ricos en enzimas de forma adecuada y bebes la cantidad necesaria de agua, no hay necesidad de hacer dieta para bajar o subir de peso. Tu cuerpo se ajustará a su peso ideal. Como prueba de esto, si una persona que es muy delgada sigue este estilo de vida saludable, subirá de peso hasta llegar a un peso normal.

Si perfeccionas los hábitos que son buenos para tu salud y continúas con la dieta y el estilo de vida de la enzima prodigiosa todos los días, tu cuerpo naturalmente tomará el estado correcto.

EL MÉTODO REVOLUCIONARIO PARA MEJORAR EL FUNCIONAMIENTO INTESTINAL

Desde una perspectiva de la salud, una de las enfermedades más complicadas que aquejan a las mujeres es el estreñimiento. Y numerosas personas toman laxantes de forma rutinaria.

Sin embargo, yo creo que tomar muchos medicamentos es casi venenoso. Cuanto más estimules a tus intestinos con drogas, más estimulación requerirán. Aquellos que toman laxantes deberían saber esto, ya que al inicio a lo mejor tuviste que tomar una pastilla para producir un movimiento intestinal, pero con dosis repetidas, el laxante se vuelve menos eficiente, demandándote que aumentes la dosis a dos pastillas, luego a tres o que cambies a un laxante diferente con la esperanza de que trabaje mejor.

El estreñimiento es una de las causas de malas características intestinales; entonces es necesario aliviar este problema lo antes posible. No importa lo buena que sea la comida, si no puedes excretarla de forma adecuada, se pudrirá y producirá toxinas en el intestino. Una vez que llega a este estado, el equilibrio de la flora intestinal se colapsará en un instante. La razón por la que te salen granos y erupciones cuando estás estreñido es porque las toxinas, producidas en el intestino, no pueden excretarse de forma suficiente.

No se necesita decir que la situación ideal es tener movimientos intestinales bien regulados de manera natural. Para esto, además de comer alimentos ricos en enzimas, es importante estimular el intestino con alimentos ricos en fibra, beber una gran cantidad de agua buena, dar masajes a tu estómago en el sentido del flujo del intestino y fortalecer los músculos abdominales.

Si después de hacer todo esto no observas mejoría, yo recomendaría un enema. Lo que recomiendo es un enema de café, el cual limpia el colon con agua que contiene un poco de café y minerales y extractos creadores de lactobacilos.

Mucha gente en Japón se preocupa de que te limpian con enemas por el colon, éste se acostumbrará y no trabajará por sí mismo. Pero de acuerdo con mis datos clínicos no hay razón por la cual preocuparse. En lugar de eso, la gente que se administra regularmente sus propios enemas, tiene un mejor funcionamiento e intestinos más limpios, libres de heces estancadas e impactadas.

Por el contrario, la gente que usa laxantes con regularidad, sean químicos, herbales o tés herbales naturales, tiene paredes intestinales descoloridas y oscuras. Y cuanto más medicamento tome, su estado intestinal será peor, disminuyendo de forma gradual el movimiento intestinal. Cuando el movimiento intestinal se detiene, resulta más fácil que las heces se queden estancadas en el intestino, generando problemas.

Tengo un amigo médico que, a pesar de su cuerpo saludable, se aplica enemas de café dos veces al día. Esto no es por falta de movimientos intestinales, sino porque inevitablemente algunas sustancias fermentan con anormalidad o permanecen sin digerir en el colon a pesar de una buena excreción. Es mejor que el cuerpo excrete las heces lo antes posible, sobre todo del lado izquierdo del colon, donde las heces se estancan con facilidad. Siguiendo mi consejo, desde hace 20 años mi amigo acostumbra usar enemas de café, y su estado es mucho mejor ahora que antes.

Hasta yo me aplico con frecuencia enemas de café. Cuando digo limpiar el intestino, sólo el lado izquierdo del intestino grueso se limpia con el enema, por lo que no obstaculizo el funcionamiento del intestino delgado, donde se da la digestión y la absorción. Por lo tanto, puedes aplicarte enemas sin preocuparte.

Las enzimas controlan totalmente la vida y la energía vital del ser humano. Aun los actos como despertarse y dormirse implican enzimas. Si te vas a dormir pensando a qué hora quieres levantarte al día siguiente, muchas veces te levantarás a la mañana siguiente más o menos a esa hora. Esto puede ser atribuido a las enzimas, ya que el acto de pensar no es otra cosa que enzimas funcionando en el cerebro. Todo lo que la gente hace, sea mover la mano o los ojos, o utilizar el cerebro, depende del funcionamiento enzimático.

El cuerpo humano está equipado para mantener la homeostasis. La curación de un corte y la recuperación de la piel a su color normal después de broncearse son ejemplos del cuerpo regresando a la homeostasis. Las funciones homeostáticas del cuerpo reaccionan sensiblemente a cualquier anormalidad e intentan que el cuerpo regrese a su estado normal y de salud original. Ésta es la razón por la cual si de pronto haces ejercicios extenuantes o te acuestas a las tres de la mañana en lugar de tu horario regular o te levantas a las cuatro de la mañana en lugar de a las habituales seis de la mañana, el cuerpo trata de ajustarse a esas anormalidades. Lo que ayuda al cuerpo a regular la homeostasis no es otra cosa que las enzimas.

Si las anormalidades ocurren de vez en cuando, el cuerpo será capaz de ajustarse a ellas. Sin embargo, si las anormalidades son repetidas o continuas, las enzimas madre se agotan, colapsando el equilibrio interno de las enzimas corporales. Ésta es la razón por la cual llevar una vida bien regulada significa evitar que se consuman enzimas madre en exceso.

La gente que se duerme tarde o hace otras cosas que equivalen a una vida poco sana desperdicia muchas enzimas madre. Creo que la causa de muerte por exceso de trabajo es el total agotamiento de enzimas madre.

Ser médico es un trabajo que exige mucho, pero dado que lo hago desde hace 45 años, nunca he dejado de trabajar debido a mi salud. Esto es porque he perfeccionado un estilo de vida que no agota mis enzimas madre. Al presentar mi estilo de vida a continuación, mi intención no es que me imites completamente. Cada persona tiene su propio ritmo de vida y el mío puede no ser el mejor para ti.

Pero no importa qué tipo de ritmo lleves, seguir una vida bien regulada es absolutamente necesario para mantener tu salud. Por esa razón me encantará que seas capaz de encontrar algunas pistas en mis actividades cotidianas.

MAÑANA

Me despierto a las seis de la mañana y comienzo el día con ejercicios ligeros de manos y pies que hago en la cama. Después de sacudir ligeramente las manos y los pies, me levanto de la cama, abro las ventanas e inhalo profundamente el aire fresco de la mañana. Esto me permite reemplazar con aire fresco el aire estancado que tengo en los pulmones. Después regreso a la cama. Mientras estoy boca arriba hago algunos ejercicios ligeros, levanto los brazos alternativamente, derecho e izquierdo, luego levanto alternadamente las piernas y después levanto los brazos y las piernas a la vez. Después de eso hago algo parecido a un estiramiento de calistenia, activando lentamente la circulación de la sangre y el flujo en los ganglios linfáticos.

Tras hacer circular la sangre, me levanto de la cama y en ese momento hago 100 golpes de karate, del lado derecho e izquierdo y después cinco minutos de estiramiento básico.

Al terminar con mis ejercicios matutinos, voy a la cocina y poco a poco bebo dos o tres vasos de agua buena a más o menos 21 °C. Unos 20 minutos después de beber el agua, justo cuando ésta se está desplazando en los intestinos, como fruta fresca rica en enzimas, seguido de un desayuno 30 o 40 minutos después.

Lo principal que como en el desayuno es arroz integral mezclado con cinco, seis o siete tipos de semillas. De acompañamiento como verduras al vapor, *natto* (judías de soja fermentadas), *non* (algas secas) y un puñado de alga *wakame* reconstituida.

TARDE

Un poco después de las 11 de la mañana bebo dos vasos de agua. Treinta minutos más tarde como fruta si la tengo a mano.

Casualmente muchos comen fruta como postre, pero yo recomiendo comer la fruta 30 minutos antes de los alimentos tan seguido como sea posible. La fruta fresca abundante en enzimas se digiere bien, y al tomarla antes de la comida, ayuda a las funciones del sistema gastrointestinal y aumenta el nivel de azúcar de la sangre, evitando que comas de más.

Aun durante las comidas, si comes cosas que no se han cocinado, como una ensalada, tu digestión será mejor. Ésta es la razón por la cual la ensalada es servida como primer plato en una comida y las proteínas animales, como la carne y el pescado, se sirven como plato principal. Dado que la gente no puede comer muchas verduras crudas juntas, yo también como con frecuencia verduras cocidas. Sin embargo, si hierves verduras en agua que esté muy caliente, se perderán las enzimas. Por lo tanto, come verduras al vapor o blanqueadas dos minutos.

Mi comida principal suele ser lo que me traigo de casa en una tartera y que preparo yo mismo. En ocasiones disfruto saliendo a comer con mis amigos, pero suelo comer principalmente mi almuerzo hecho en casa, consistente en arroz integral con una variedad de semillas.

Después de mi comida hago una siesta de 20 o 30 minutos. Al descansar un poco desaparece la fatiga matinal y puedo empezar mi trabajo de la tarde con la cabeza despejada.

NOCHE

Después de la comida trato de no comer nada. A las cuatro y media de la tarde vuelvo a beber dos vasos de agua. Espero entonces otros 30 minutos antes de comer fruta. Cuando han transcurrido unos 30 o 40 minutos, ceno.

Como mucha fruta todos los días. Creo que una persona debe comer tanta fruta como quiera.

Para la cena como alimentos hechos a partir de ingredientes frescos, inmediatamente después de que se hayan cocinado y los mastico muy bien. Lo que ceno no es muy diferente de lo que desayuno.

En mi casa se habla muy poco durante las comidas. Esto se debe a que masticamos nuestra comida muy bien. Cuando hablamos es después de que hemos tragado totalmente la comida. Es importante recordar no tener nada en la boca cuando hablamos. No se trata nada más de modales; evita que el alimento se vaya por el camino equivocado y que tragues aire con la comida.

Si quieres beber algo después de cenar, está bien, pero evita el café o el té verde y sustitúyelo por té de hierbas orgánico, té de *soba* (trigo sarraceno) o té de cebada. Sin embargo, hablando del té de *soba* o de cebada, tienes que recordar que dado que éstos son asados, tienen que guardarse en botes adecuadamente sellados para evitar que se oxiden. La verdad es que es mejor beber té justo después de que se tostó, pero dado que es difícil hacerlo con nuestra vida ocupada, debes guardar sólo pequeñas cantidades de té, y si lo abres, beberlo lo antes posible.

Después de la cena, alrededor de las seis o las seis y media, no como ni bebo nada antes de irme a dormir cinco horas después. Cuando me da sed en el verano, bebo justo el agua buena necesaria para saciar mi sed (aproximadamente un vaso) una hora antes de ir a la cama. Pero es mejor evitar beber agua tarde durante la noche.

HAZ SIESTAS CORTAS CON REGULARIDAD

Después de la comida me acostumbré a dormir una siesta de 20 a 30 minutos, pero cuando me siento cansado en otro momento, hago una siesta de cinco minutos.

Lo que es más importante al echar la siesta es descansar en una posición relajada. Yo me echo sobre el estómago con frecuencia, pero si estás relajado puedes echarte una siesta sentado en una silla con los pies en alto.

Te preguntarás cómo puedes deshacerte de la fatiga en sólo 20 o 30 minutos. Funciona porque un descanso corto le permite a tu cuerpo equilibrarse; homeostasis. El descanso y el sueño permiten que aquellas funciones de tu cuerpo que presentan fatiga, como el flujo sanguíneo, el flujo linfático, el sistema nervioso y las secreciones internas, regresen a la normalidad.

¿Por qué el descanso mejora tu homeostasis corporal? Ésta es solamente mi teoría, pero creo que la razón es la siguiente:

Cuando estás despierto y activo, significa que usas muchas enzimas. Por lo tanto, si descansas en una posición relajada, las diferentes funciones de tu cuerpo también descansan durante ese tiempo y las enzimas no se usan para realizar actividades o movimientos. Las enzimas están libres para trabajar en esas zonas fatigadas para ayudarlas a devolverles la energía y restaurar la homeostasis.

El hecho es que si descansas al menos cinco o diez minutos cuando tienes sueño o estás cansado, te recuperarás antes. Si sigues trabajando cuando estás cansado o somnoliento, no mejorará tu eficiencia. Recientemente los lugares de trabajo han empezado a reconocer la efectividad de las siestas y en algunos negocios han ido tan lejos como para establecer áreas de descanso.

En mi clínica médica he instituido la hora entre las 12 y la una de la tarde como hora de descanso. Como uno esperaría, al tratarse de una clínica, no todo el mundo puede descansar a la misma hora, por lo que mi equipo come y se echa la siesta por turnos. En ese tiempo, aunque haya una llamada telefónica para la persona que está descansando, esa persona no contesta el teléfono a menos que sea una emergencia. Por lo tanto, si echas un vistazo a mi clínica, verás a doctores y enfermeras tomando siestas en sus posiciones favoritas.

El sueño desempeña un papel fundamental en el mantenimiento del ritmo corporal. Es entendible que una vida bien regulada es sinónimo de ir a la cama temprano y levantarse temprano. Si las siguientes cosas son fijas, como a qué hora te duermes y te despiertas, además de a qué hora comes y te echas la siesta, la homeostasis del cuerpo no recibirá una carga mayor, evitando efectivamente el consumo excesivo de enzimas madre.

En la actualidad mi mayor problema es el desfase por los aviones. Vivo básicamente en Nueva York pero también voy a Japón dos veces al año durante dos meses para trabajar. Sin embargo, siempre me causa problemas la diferencia de horarios (13-14 horas) entre Nueva York y Japón.

Dado que mis ritmos corporales cambian por completo entre el día y la noche, mi cuerpo tarda alrededor de dos semanas en acostumbrarse al nuevo ritmo. He observado que mis riñones, hígado y funciones gastrointestinales necesitan todo ese tiempo para acostumbrarse por completo.

Cuando tienes sueño como resultado de tu ritmo corporal, es probablemente el mejor momento de irte a dormir. Hay gente que suele tomar pastillas para dormir porque no puede conciliar el sueño, pero esos medicamentos tienen un efecto directo en el cerebro y son muy peligrosos. Las pastillas para dormir consumen una gran cantidad de enzimas en el cerebro, lo cual predispone a la persona a la senilidad o a la enfermedad de alzhéimer. Si usas regularmente pastillas para dormir y notas que te has vuelto olvidadizo recientemente, ésa es una señal de peligro. Los medicamentos, bajo ninguna circunstancia, deben ser tomados a la ligera.

No necesitas medicina si vives una vida bien regulada y haces siestas cuando te da sueño durante el día. La homeostasis de tu cuerpo estará equilibrada y podrás dormir por la noche de forma natural.

MUCHO EJERCICIO NO TE BENEFICIA Y TE HACE DAÑO

El ejercicio moderado es necesario para tener una vida saludable. Como describí antes, hago mi propia versión de ejercicios cada mañana.

Hay cinco «flujos» en el cuerpo humano: el sanguíneo y linfático, el gastrointestinal, el urinario, el del aire y el de la energía interna («chi»). Es importante que esos flujos no se interrumpan y lo que permite que esos flujos no se obstaculicen es el ejercicio.

Al mover todo tu cuerpo, la circulación sanguínea y linfática mejora. Esto activa tu metabolismo, que a su vez permite que las vitaminas y minerales indispensables se abastezcan en todo tu cuerpo más fácilmente, creando un ambiente que conduce más al trabajo de las enzimas. Como resultado, todas las funciones de tu cuerpo mejoran.

Sin embargo, esto es válido únicamente si haces ejercicio en la medida justa.

Mucho ejercicio puede dañar tu salud, porque cuanto más ejercicio hagas, más radicales libres produces. Ésta, creo, es la razón por la que vemos casos en que una persona muere de repente de un ataque cardíaco mientras corre. Muchas mujeres corren todos los días, pero algunas jóvenes de 20 años que corren cerca de 10 kilómetros diarios se vuelven extremadamente delgadas con nalgas y pechos planos. En algunos casos sus ciclos menstruales se detienen. Esto se debe a que sus cuerpos no producen suficientes hormonas femeninas.

Tu homeostasis corporal se colapsa cuando haces cosas de más. La moderación es clave para tu salud. La moderación en este caso no significa hacer las cosas a medias, sino hacer el ejercicio más adecuado para tu condición física, estilo de vida y salud mental. Ésta es la razón por la cual la moderación es diferente de una persona a otra. El ejercicio moderado que hago cada mañana fue creado reuniendo diferentes cosas que he probado en mí mismo. Si la gente que nunca ha movido su cuerpo empieza a hacer ejercicio como yo, va a fatigar sus músculos o articulaciones. Dado que la fatiga produce grandes cantidades de radicales libres en el cuerpo, el ejercicio que fatiga no tiene beneficios para la salud.

Como he dicho, la moderación es diferente para cada persona. Basándome en esto diría que en general es ideal caminar un kilómetro y medio o dos diariamente a tu propio paso. Al ejercitarte mejora el flujo de aire en tus pulmones. Como resultado, el aire fresco entra en tu cuerpo, activando el metabolismo y mejorando el flujo sanguíneo, linfático y gastrointestinal.

Otro hábito benéfico es realizar inspiraciones profundas varias veces. Al respirar profundamente puedes tomar el oxígeno necesario sin ejercitarte en exceso. Más aún, la inhalación profunda tiene el efecto de estimular los nervios parasimpáticos, estabilizar tu estado mental y aumentar las funciones inmunológicas de tu cuerpo.

Haz ejercicio diario, pero con moderación para que puedas seguir disfrutándolo sin que te fatigues mucho.

CÓMO CHAPLIN FUE CAPAZ DE TENER HIJOS A LOS 73 AÑOS

Hay otra cosa que es esencial cuando hablamos de estilos de vida saludables y es la actividad sexual.

En los últimos años hasta las parejas jóvenes han manifestado problemas relacionados con su sexualidad, como abstinencia, disfunción eréctil e infertilidad.

Creo que la salud, en el sentido real, es cuando las diferentes funciones del cuerpo, incluida la vida sexual, están regularmente activas.

Aun muchas personas sanas, cuando llegan a los 70 años y se les pregunta acerca de su vida sexual, responden «ya no tengo esa capacidad» o «ya no estoy interesado en eso». Pero desde un punto de vista médico es antinatural. Creo que la vida sexual normal de una persona saludable termina con la muerte.

Sin embargo, si hablamos de las funciones corporales en este aspecto, un hombre que está realmente sano debería tener erecciones matutinas todos los días hasta los 75 años. Una mujer debería tener menstruaciones regulares hasta los 55 años.

La razón por la cual la mujer llega a la menopausia con menos de 55 años tiene mucho que ver con la maternidad.

Estar embarazada significa crear a otra persona dentro del cuerpo, lo cual genera una gran fatiga en el cuerpo de la madre. Una persona necesita juventud para soportar ese tipo de fatiga física. El parto es en sí mismo un suceso que pone en riesgo la vida, pero ese riesgo aumenta con la edad. El calcio de la madre disminuye considerablemente y su cuerpo consume enzimas para dos en lugar de sólo para ella. La capacidad del cuerpo de recuperar las enzimas también disminuye con la edad.

Las funciones corporales de una persona disminuyen con la edad más allá de cualquier cosa. Tal vez el cuerpo cambie su equilibrio hormonal a la mitad de su vida, digamos que una mujer llega a los 100 años, su equilibrio hormonal cambia a la mitad del camino cuando tiene 50, diciéndole que su tiempo de reproducción se terminó. Creo que éste es un mecanismo de defensa del organismo.

En el caso de los hombres, dado que no enfrentan grandes riesgos físicos, como la gestación o el parto, mantienen su capacidad de reproducirse durante un periodo más largo que las mujeres. Si los hombres están sanos, la producción de esperma puede continuar toda la vida.

El pintor Pablo Picasso, conocido por haber contribuido enérgicamente al mundo del arte aun cuando tenía 90 años, tuvo un hijo a los 67 años. El famoso actor cómico Charlie Chaplin se casó cuatro veces y su último hijo nació cuando tenía 73 años. El actor japonés Uehara Ken tuvo un hijo a los 71 años y el actor de teatro *kabuki* Nakamura Tomijyuro fue padre a los 74 años.

Pero, por favor, no me malinterpretes. No estoy promoviendo la idea de que la gente mayor debe tener hijos. Sólo trato de señalar que la capacidad de reproducción del cuerpo está relacionada con el mantenimiento de la salud. Lo que las cuatro personas mencionadas anteriormente tenían en común eran cuerpos sanos, además de largas y activas carreras.

Claro que las enzimas tienen un efecto muy grande en la vida sexual. Un estilo de vida que no agote inútilmente las enzimas madre está, sin duda, conectado a mantener las funciones sexuales.

LA POSMENOPAUSIA ES EL COMIENZO DE UNA GRAN ACTIVIDAD SEXUAL

Las buenas noticias para las mujeres en la posmenopausia es que la fertilidad y el deseo sexual son cosas completamente diferentes.

Es verdad que una vez que se detiene la menstruación, la mujer secreta menos hormonas femeninas, cuyo resultado son cambios físicos como una lubricación vaginal insuficiente y pérdida del cabello. Pero en lugar de ver esos cambios de manera negativa, debe pensar en este periodo como finalmente ser libre de la menstruación y la preocupación de quedar embarazada. Los años posmenstruales son una época en la que la mujer puede tener el mejor sexo de su vida. Su nueva libertad le permite disfrutar totalmente el sexo, mental y físicamente.

Una vez que el hombre y la mujer alcanzan la edad en la que el balance hormonal cambia, su deseo sexual disminuye. Sin embargo, es importante tanto para el hombre como para la mujer que continúen disfrutando sus vidas sexuales aunque sea con menos frecuencia.

Con un poco de esfuerzo, los hombres pueden mejorar sus funciones sexuales sin depender de los medicamentos. La forma más fácil es beber dos vasos de agua una hora antes de tener sexo. Una vez que has bebido el agua, el fluido se capta en la vejiga, estimulando la próstata y aumentando la erección de forma considerable. Casualmente este efecto no es el mismo si se bebe cerveza o té, dado que la cafeína y el alcohol constriñen los vasos sanguíneos.

Muchos hombres mayores dirán «no tengo ganas de hacer algo tan complicado y cansado», pero para una pareja casada o para un hombre y una mujer que se aman realmente, el sexo nunca debe ser un acto cansado o fatigoso. También se ha demostrado que estar feliz física y mentalmente aumenta las funciones inmunológicas del individuo. Todos los hombres quisieran ser siempre jóvenes atractivos y deseables por una mujer. Y también todas las mujeres quisieran ser bellas, deseables y querida por un hombre. Es muy importante seguir teniendo esos sentimientos para vivir una vida larga y saludable.

Esto es totalmente cierto; la persona que se rinde primero, pierde. Si te rindes en cosas mentales, tu cuerpo envejecerá más rápido. Nunca te rindas. Ése es el secreto para vivir una vida larga y saludable.

CAPÍTULO 4
PON ATENCIÓN AL «GUION DE TU VIDA»

En los últimos 100 años la medicina ha hecho grandes avances. Irónicamente el número de personas que enferma sigue en aumento. Si la medicina ha progresado de verdad, ¿por qué no hay menos enfermos?

¿Será porque la medicina moderna está equivocada en su premisa básica? Creo que la respuesta es sí. La teoría médica predominante dice que las bacterias y los virus son la causa de las enfermedades contagiosas. Pero ésta es una visión unilateral. Debemos tener en mente que desarrollamos enfermedades al dejar que nuestros cuerpos alberguen estas bacterias y virus. La medicina moderna está basada en la idea del tratamiento o curación de las enfermedades, mientras que la verdadera medicina debería estar basada en la idea de conservar la salud.

Comencé a investigar seriamente la relación entre la comida y la salud hace casi 40 años. En ese momento, después de haber examinado muchos estómagos e intestinos de norteamericanos y encontrando que las características gastrointestinales son muy buenos barómetros de la salud, me di cuenta de que mejorarlas es el atajo para promover una buena salud. Por eso mientras traté de desarrollar y propagar la técnica de la polipectomía colonoscópica para ayudar a la gente que sufría de enfermedades, seguí en la búsqueda de sus causas.

Leí muchos artículos e informes científicos, recogí datos clínicos con la ayuda de mis pacientes, utilicé mi propio cuerpo para verificar la influencia de las drogas y hasta estudié animales en estado salvaje. El resultado al que llegué fue que si vas en contra de las leyes de la naturaleza, que abarcan todo en este mundo (uno las podría llamar voluntad divina), enfermarás. Los seres humanos son parte de la naturaleza y no están separados de ella, y sin ella no podemos alcanzar la salud y una existencia continua. Como los demás animales, los seres humanos tienen que consumir los alimentos aptos para las catacterísticas propias de su especie y del ambiente en el que viven. El principio básico de la vida humana es comer plantas y animales que crezcan naturalmente en su región. Para los seres humanos acostumbrados a una dieta que consiste en semillas, verduras, vegetales marinos, frutas y pescado, no son digeribles la carne con cantidades excesivas de químicos, la leche y los alimentos altamente procesados y pobres en enzimas.

Creo que somos capaces de vivir una existencia plena y saludable. Es cierto que algunas personas que han tenido la desgracia de nacer con enfermedades congénitas están destinadas a luchar con problemas de salud durante sus vidas. Algunas de estas personas experimentan influencias negativas hereditarias o ambientales uterinas, mientras que las causas para otro tipo de enfermedades congénitas todavía no se entienden. Creo que aun la gente con enfermedades hereditarias crónicas puede mejorar su salud general por medio de buenos hábitos de vida.

TODO EL MUNDO ESTÁ DESTINADO A VIVIR UNA VIDA PLENA

¿Acaso no nacimos todos con «guiones de vida» para tener vidas saludables? Los animales saben por instinto lo que necesitan para sobrevivir. Los animales salvajes entienden sus propios guiones de vida y tratan de seguirlos. Los dientes de los carnívoros y los herbívoros son diferentes porque así es como la naturaleza les dice qué tipo de alimentos deben comer.

La alineación y relación de nuestros dientes es de igual forma un ejemplo perfecto de las leyes de la naturaleza en acción. Significa que nosotros, los seres humanos, también disponemos de nuestros propios guiones para tener una salud vital, pero en nuestra arrogancia los ignoramos con frecuencia. Una razón de esto es la codicia humana. Nuestra habilidad de pensar, que nos fue dada por la gracia de Dios, ha sido malinterpretada por muchos, pretendiendo que los humanos somos seres de una clase más alta que los animales. Criamos y controlamos a los animales de una forma que nos conviene a nosotros. Nuestro deseo de comer cosas deliciosas nos ha llevado a tomar alimentos que no se encuentran en la naturaleza. Nuestro deseo de vivir de forma confortable y moderna nos ha llevado a destruir mucho de nuestro ambiente natural. Nuestro deseo de cultivar cosechas con gran facilidad nos ha llevado a usar químicos agrícolas. Nuestro deseo de más tierra y más dinero nos ha llevado a la discordia y a la disputa. Tal vez los seres humanos hoy están pagando su creciente codicia con las enfermedades.

Pero es hora de que la medicina moderna se dé cuenta de sus errores. Los seres humanos somos también parte de la naturaleza. Para vivir saludablemente debemos seguir las leyes de la naturaleza. Encomendarnos a las leyes de la naturaleza significa escuchar a nuestro propio guion de vida. Una persona con sobrepeso tiene hambre porque le faltan los nutrientes necesarios. Una persona con diarrea o estreñimiento no está comiendo alimentos adecuados para su aparato digestivo. Y enfermamos cuando ignoramos las leyes de la naturaleza.

Así, estoy convencido de que la medicina en el futuro deberá centrarse en las leyes de la naturaleza. Debemos poner atención al guion que la naturaleza ha escrito para los humanos, tratar de despertar nuestra capacidad inherente de curarnos a nosotros mismos y favorecer la salud en lugar de tratar de suprimir a la fuerza las enfermedades.

LA ESPECIALIZACIÓN ESTÁ ARRUINANDO A LA MEDICINA

El primer paso para seguir las leyes de la naturaleza es dejar la práctica de la especialización en el cuidado de la salud. La especialización médica nos hace incapaces de ver el bosque a causa de los árboles. Nada en la naturaleza se sostiene por sí mismo. Todo influye y mantiene el equilibrio con el sistema que te rodea.

Se ha dado un movimiento reciente en Japón llamado «Planta un bosque para cosechar un océano». Éste es un proyecto que comenzaron los pescadores, quienes, preguntándose por qué de pronto los peces habían desaparecido del océano, descubrieron que varios años antes un gran número de árboles de la montaña se habían talado. Encontraron una conexión entre las actividades de tala y la disminución en la población de peces. El proyecto de los pescadores busca replantar los árboles en las montañas para «regresar a los peces». A primera vista parece que hay poca relación entre los árboles en la montaña y los peces en el océano, pero en el círculo de la naturaleza las dos cosas están íntimamente interconectadas.

De la misma manera, las actividades separadas de 60 trillones de células, llevando los cinco flujos del cuerpo humano –el sanguíneo y linfático, el gastrointestinal, la orina, el aire y la energía–, están íntimamente relacionadas. Un problema en una impactará en la salud de todas. Ignorar esta interconexión y tratar sólo a los órganos individualmente impide ver todo el panorama. Si la especialización del tratamiento médico progresa a la velocidad en la que se mueve actualmente, en el futuro próximo no tendremos médicos reales. Nos quedaremos con especialistas que entienden de su área específica pero que no pueden atender las condiciones de salud de sus pacientes como un todo.

Aun si con sólo mirar a los ojos a un paciente y observar su complexión está claro si tiene una dolencia física, un especialista gastrointestinal puede practicarle simplemente una colonoscopia y, al no encontrar pólipos, decirle «felicidades, está usted bien. No había ni pólipos ni cáncer».

Esto es una enorme irresponsabilidad, ya que una simple valoración colonoscópica no puede por sí misma concluir el estado de salud general de esa persona.

Algunos me llaman «el cirujano endoscopista gastrointestinal número uno en Norteamérica», pero no creo que tenga un talento excepcional. Sólo trato de atender a mis pacientes cada día, poniendo mucha atención en sus cuerpos. Actualmente en Estados Unidos los exámenes de colon se han vuelto práctica común con las pacientes con cáncer de mama. Yo fui uno de los primeros en publicar esta idea. En ese momento fui alabado por este descubrimiento, pero francamente creo que otro doctor se hubiera dado cuenta de la misma cosa si hubiera estado capacitado para mirar al cuerpo del paciente como un organismo unificado.

Cuando conozco a una persona que tiene cáncer, sé que tiene cáncer sin tener que ver dentro de su cuerpo. Es difícil explicarlo con palabras, pero tengo ese sentimiento como si mi «chi» (energía) fuera extraída de mí. Cuando digo cosas como ésta, la mayoría de los doctores sonríen irónicamente. Sin embargo, no es sólo mi imaginación, sino una sensación física respaldada por mi larga experiencia clínica.

Una vez tuve a una paciente de 38 años que se quejó «doctor, tengo cáncer aquí», y se apuntó en el área abdominal superior. Yo también tuve el mismo sentimiento. Sin embargo, antes de venir a verme vio a muchos doctores y se sometió a muchos estudios, pero dondequiera que fue los resultados eran normales. Aun después de que la examiné endoscópicamente con cuidado, no pude ver ningún signo de cáncer en ningún lado. Pensé que no había que preocuparse mucho porque era joven, pero como ella se quejaba insistentemente de que tenía algo mal, le apliqué un medio de contraste desde el duodeno hacia el ducto de la bilis y le hice una radiografía (el conducto de la bilis no se puede examinar con el endoscopio porque es extremadamente delgado). Los exámenes para poner un medio de contraste en el conducto de la bilis no son muy comunes. Al usar esta prueba encontré un cáncer del tamaño de la punta del dedo meñique en el conducto de la bilis.

Otro paciente me vino a ver a consulta diciendo que estaba seguro de que tenía cáncer de estómago. Esta persona siempre tuvo resultados endoscópicos normales. Pero en este caso también, dado que el paciente se quejaba con insistencia y puesto que yo también tenía esa sensación extraña de que algo estaba mal, decidí reexaminarlo dos meses después de la consulta. Cuando lo volví a examinar, encontré una pequeña úlcera en el estómago. Después de una biopsia y tras analizar el tejido, descubrimos que se había desarrollado un carcinoma fibroso y que se había esparcido bajo la mucosa estomacal. Además de ser un tipo de cáncer que crece con suma rapidez, los carcinomas fibrosos son extremadamente difíciles de detectar. Es muy difícil encontrarlos con la endoscopia una vez que se han desarrollado bajo la mucosa, volviéndose una enfermedad terrible. Si no lo hubiera examinado cuando lo hice, el cáncer lo habría matado.

El tiempo que un doctor pasa con su paciente cara a cara no es mucho. Durante ese corto periodo de tiempo el doctor se concentra en encontrar una señal de socorro que emite el cuerpo del paciente. Por desgracia, muy pocos doctores están dispuestos a prestar atención al cuerpo total del paciente, porque el cuidado de la salud se ha vuelto completamente especializado.

Estoy seguro de que has experimentado esto con anterioridad, pero antes de que te examinen, tú (el paciente) debes decidir qué te gustaría consultar. En el consultorio, el doctor te preguntará: «qué es lo que te trae aquí» y tú dices: «me duele el estómago», y entonces te examinan el estómago. Si no hay nada anormal en el estómago, te mandan a casa con un sello de aprobación de «ok, no tienes nada malo». A menos que el paciente pida que se le hagan más pruebas, la consulta termina ahí. En el caso de malos doctores sencillamente pueden ignorar la solicitud del paciente y decir: «es tu imaginación. No necesitas ese tipo de examen» y mandar al paciente a su casa.

Pero como hemos dicho antes, creo que es necesario que como doctores escuchemos a nuestros pacientes y tomemos en serio lo que nos dicen. Me entristece mucho la situación actual del sistema de especialización del cuidado de la salud porque creo firmemente que los individuos no pueden ser verdaderos doctores de esta manera. Lo que es más desafortunado es que los médicos ya no necesitan hacer un año de internado antes de especializarse. Esto significa que no tienen la oportunidad adecuada de aprender más sobre partes del cuerpo que no estén relacionadas con su área de especialidad.

En mi clínica en Nueva York, para aliviar la ansiedad de mis pacientes les hago un examen general de todo el cuerpo. Primero les practico una esofagogastroduodenoscopia (EGD) o una colonoscopia, examino la condición de la piel del paciente, la tensión arterial, el pulso, el nivel de saturación de oxígeno, glándulas tiroides, ganglios linfáticos, anormalidades en articulaciones y músculos, y a las mujeres les examino el pecho.

Si mi paciente es mujer, le pregunto si me dejaría revisar su cuello uterino para descartar cáncer cervical. Si está de acuerdo, la examino usando el colonoscopio. El examen cervical normalmente lleva menos de un minuto y mis pacientes terminan muy contentas porque no tienen que hacer un doble viaje al ginecólogo.

Aunque soy gastroenterólogo, también examino la próstata, los senos y el cuello uterino. Mis pacientes quedan satisfechos con estos exámenes y se convierte en un gran aprendizaje para mí como médico.

ESCOGE ESTAR SANO DENTRO DE DIEZ AÑOS EN LUGAR DE COMERTE UN FILETE ESTA NOCHE

Puedo aprender muchas cosas con examinar una sola enfermedad.

Por ejemplo, durante un examen de cáncer de mama, pregunto a mis pacientes sobre su historia alimentaria. En esas entrevistas puedo encontrar relaciones causales entre la dieta y la enfermedad. He descubierto que a las mujeres con cáncer en el pecho les encanta beber café, comen con frecuencia productos lácteos, como la leche, el queso y el yogur y tienen una dieta formada principalmente por carne. Para muchas mujeres que siguen este tipo de dieta, aun cuando no hayan desarrollado cáncer de mama, sus pechos se notan quísticos al tacto, un padecimiento que se llama masteopatía fibroquística. La causa de esta enfermedad es la combinación de una dieta a base de productos lácteos y carne, y si los hábitos del paciente no mejoran, sus posibilidades de desarrollar cáncer de mama son muy altas.

Por lo tanto, recomiendo ampliamente a las mujeres con masteopatía fibroquística que mejoren sus hábitos alimentarios de inmediato. Cuando pregunto a una mujer con quistes fibrosos «¿le gusta el café, los productos lácteos y la carne?, ¿verdad?», comúnmente se muestran sorprendidas de que lo sepa. Después de la observación de mis datos clínicos, las sugerencias alimenticias y los razonamientos las reflexiones que mis sugerencias producen, la mayoría decide cambiar sus hábitos alimentarios.

Mi tratamiento médico se basa en cosas que he aprendido de examinar a muchos pacientes. De esta forma, mis sugerencias para un estilo de vida adecuado están basadas en mis observaciones a diferentes pacientes. Pero cuando veo a mis pacientes un año después de haberles dado este consejo, por lo general ya no tienen cáncer de mama y, aún más importante, los tejidos de sus pechos son mucho más suaves y su condición fibroquística desaparece.

Lo que me hace más feliz como profesional de la medicina no es curar enfermedades o que me consideren un buen médico, sino ser capaz de dar consejos precisos a las personas con enfermedades latentes y ayudarlas a recuperar la salud.

Después de tantos años en este campo no resulta una sorpresa que me haya hecho tan consciente de la importancia de la dieta diaria. Sin embargo, hoy existen muchos tipos de alimentos ampliamente considerados buenos que son, de hecho, dañinos para el cuerpo. Durante los últimos 30 años, he dado conferencias constantemente y he asistido a foros públicos, al igual que he hablado con pacientes en Estados Unidos y Japón sobre la relación entre la dieta, la salud y los tipos de alimentos que son peligrosos. Pero cambiar las normas socialmente aceptadas no ha sido fácil. Más aún, si la especialización del cuidado de la salud sigue a este ritmo, se hará cada vez más difícil que los médicos jóvenes aprendan las cosas que muchos otros médicos mayores hemos aprendido a través de la experiencia clínica.

Lo que necesitamos en el futuro es medicina preventiva. Y para instituir una medicina preventiva correcta es indispensable un conocimiento adecuado sobre las dietas. Aun así es muy difícil reformar la mente de un adulto cuyo sentido común está formado. Sería diferente si esa persona estuviera enferma, pero si sólo tiene una enfermedad latente, la decisión sería entre comer un bistec esta noche o estar sano los próximos 10 años. Para aquellos que han leído este libro hasta aquí espero que escojan la opción de «estar sanos».

Mi objetivo está ahora en educar a la siguiente generación. Escuchamos con frecuencia sobre educar integralmente al individuo en lo intelectual, físico y espiritual. Ahora deseo incorporar la educación alimenticia, ayudando a la gente a adquirir conocimientos correctos sobre la comida. Los almuerzos servidos en las escuelas están comúnmente basados en ideas equivocadas y cálculos calóricos que son muy peligrosos. Por eso creo que la reforma de los almuerzos escolares y la educación sobre las dietas para los niños debe ser la tarea más urgente en este momento.

¿Has pensado en lo que le pasa a los peces que mueren en el océano? Cuando ves el fondo del océano, no encuentras ninguna acumulación de esqueletos de pescado. ¿Adónde van los restos de los peces? De hecho, desaparecen. Los microorganismos en el océano los descomponen lentamente y desaparecen sin que se note.

Aunque no los podemos ver a simple vista, nuestro mundo está lleno de seres microscópicos. Hasta en el aire limpio se dice que hay cerca de 100 microorganismos en un radio de un centímetro en cualquier lugar. Hay organismos microscópicos aunque estemos a 9.000 metros sobre el nivel del mar o bajo el suelo. Por supuesto que hay también muchos microorganismos en el mar. Hasta dentro de los intestinos humanos encontramos la llamada flora intestinal bacteriana. En otras palabras, vivimos en una sopa de microorganismos.

Existen cerca de 300 clases distintas y un total de 1.000 trillones de bacterias intestinales viviendo dentro de cada intestino humano. Pero no están ahí sin que tengan un objetivo. Estas bacterias son responsables de muchas de las cosas que suceden en nuestro cuerpo. La función más importante de ellas es crear enzimas madre que se convierten en la fuente de nuestra energía vital. Se cree que las bacterias intestinales generan aproximadamente 3.000 clases de enzimas.

Entre las bacterias intestinales, hay malas y buenas. Algunas bacterias, como los lactobacilos que trabajan productivamente para los humanos, son llamadas «bacterias buenas», y aquellas que causan deterioro y que afectan negativamente al cuerpo humano, «bacterias malas».

Las bacterias buenas son bacterias con enzimas antioxidantes. Cuando se producen radicales libres en el intestino, esas bacterias mueren y producen enzimas antioxidantes que neutralizan los radicales libres.

Hay innumerables proyecciones diminutas llamados vellos en el intestino. Los lactobacilos, que son bacterias buenas, entran en los espacios que quedan entre estas vellosidades. Muchas células relacionadas con el sistema inmunológico, como los glóbulos blancos y las células destructoras naturales se producen en estos vellos. Cuando los glóbulos blancos y las células destructoras naturales combaten cuerpos extraños como las proteínas, las bacterias, los virus y las células cancerígenas, se genera un gran número de radicales libres. Los lactobacilos desempeñan un rol activo en la eliminación de estos radicales libres.

Creo que los radicales libres que no pueden ser neutralizados a causa de una falta de «bacterias buenas» o por alguna otra razón, causan inflamación de los vellos, que son extremadamente delicados, destruyéndolos y causando colitis ulcerosa o enfermedad de Crohn.

Por otro lado, las bacterias malas funcionan para descomponer la materia no digerible y en general se consideran tóxicas. Pero al generar la fermentación anormal de la materia no digerible, y creando gases tóxicos, estimulan al intestino a que excrete gas y heces, ayudándolo a eliminar la materia no digerible del cuerpo tan rápido como sea posible. Por eso creo que no puedes distinguir o designar a las bacterias intestinales como buenas o malas. Las «bacterias malas» existen en el cuerpo por una razón particular que no necesariamente es nociva.

Además de las buenas y malas bacterias, existen también otras que no son ni tóxicas ni útiles. Las llamamos «intermedias» o bacterias neutrales. Ésta, de nuevo, no es una forma precisa de clasificarlas. Lo importante es el equilibrio entre los distintos tipos de bacterias. Como con la proteína, no importa cuán importante sea el nutriente, si consumes mucho de él, se convertirá en venenoso. Lo mismo se puede decir de las bacterias malas. Si las bacterias malas aumentan mucho, pueden generar problemas, aunque se trate de un tipo de bacteria que necesite tu cuerpo para mantener su salud.

Todo es una cuestión de equilibrio y, como mencioné antes, el equilibrio de las bacterias intestinales es muy delicado. Los microorganismos son extremadamente frágiles y les afecta con suma facilidad el ambiente. Si el ambiente es propicio para la propagación, crecerán varios miles, y hasta varios millones, de veces más. Pero si el ambiente es malo, morirán rápidamente.

La característica de las bacterias intermedias es todavía incierta, dado que si están rodeadas sobre todo de bacterias buenas, comenzarán a producir enzimas antioxidantes. Pero si están rodeadas principalmente de bacterias malas, también comenzarán a producir enzimas oxidantes, transformándose en bacterias malas. En otras palabras, las bacterias intermedias son muy influenciadas por las bacterias que las rodean.

A la gente no le gustan las bacterias malas, pero nosotros creamos los ambientes intestinales que las generan. No po-

demos culpar a los microorganismos por nuestra ignorancia acerca de los hábitos alimentarios. Que transformemos
las bacterias intermedias en nuestros cuerpos en buenas
o malas depende de nuestros actos.

GENERAR EL AMBIENTE INTESTINAL QUE CONTRIBUYA
A LAS BACTERIAS BUENAS

Aunque las enzimas son indispensables, el número de enzimas que la gente produce puede estar predeterminado.
Yo creo que la vida de una persona termina cuando se agotan las enzimas en su cuerpo. Pensando de esta manera, no
sería un error decir que las enzimas madre determinan la
duración de nuestras vidas.

Más que nada, los radicales libres agotan esas preciosas
enzimas. La sociedad moderna presenta un ambiente donde los radicales libres se producen con facilidad. El estrés,
la contaminación del aire, los rayos ultravioleta, las ondas
electromagnéticas, las infecciones virales o bacterianas, la
exposición a los rayos X u otros tipos de radiación son factores que pueden generar radicales libres.

Sin embargo, además de esos factores externos, hay otras
actividades que producen radicales libres, pero que las podemos evitar si estamos dispuestos a hacer algunos cambios
de estilo de vida. Beber, fumar, el consumo de aditivos en
la comida, los alimentos oxidados y los medicamentos son
causas previsibles de radicales libres dañinos. Dado que estos hábitos agotan un gran número de enzimas, tienes más
probabilidades de enfermar a menos que hagas un esfuerzo
consciente para eliminar estas actividades.

Si el número de enzimas en nuestros cuerpos está predeterminado, dependemos de las bacterias intestinales para producir enzimas adicionales para suplementar las nuestras. Por eso, la única forma en que podemos aumentar las enzimas en nuestro cuerpo es creando un ambiente intestinal que produzca buenas bacterias con sus enzimas antioxidantes.

Cuando le digo a la gente que coma alimentos ricos en enzimas es porque estos alimentos permiten que las bacterias buenas se propaguen, convirtiéndose en materia prima para las enzimas.

Como ves en la naturaleza, la acumulación de cosas buenas puede llevarte a un ciclo positivo. Si comes buena comida, bebes agua buena y sigues un buen estilo de vida, tu ambiente intestinal estará naturalmente bien regulado, dando lugar a una abundancia de enzimas y permitiéndote experimentar una gran vitalidad.

Por otro lado, interrumpir este ciclo positivo con un solo hábito malo puede convertirlo fácilmente en un ciclo negativo. Si sigues consumiendo una dieta animal de carne y productos lácteos, esto afectará de forma negativa a tu capacidad de digerir y absorber nutrientes, dañando tu ambiente intestinal con el tiempo. Si tu ambiente intestinal se deteriora, tus bacterias buenas desaparecerán y las bacterias intermedias comenzarán a cambiar a bacterias malas. Esto generará un ambiente en el cual tu cuerpo no podrá neutralizar más a los radicales libres. Más aún, dado que tu capacidad digestiva se deteriora, los alimentos no digeridos comenzarán a pudrirse en tus intestinos. Al usar esos alimentos en descomposición como nutrición, las bacterias malas comenzarán a producir muchos gases tóxicos.

La gente que emite gases inusualmente olorosos tiene este mal ciclo en sus intestinos. Los niños que beben leche materna no tienen heces olorosas porque consumen únicamente comida viva. Las heces de los niños que crecen con leche de vaca tienen un olor más acre.

Aunque tu sistema inmunológico también combata a las toxinas en tu intestino, quedan muy pocas bacterias buenas para neutralizar los radicales libres que se producen en esta batalla. El resultado es que no se pueda detener los nocivos efectos de los radicales libres y las paredes intestinales sean destruidas por los mismos, dando lugar a los pólipos y el cáncer.

Puedes revertir este ciclo y crear un buen ambiente intestinal al poner atención a tu dieta y el estilo de vida. Haz un esfuerzo para empezar el ciclo positivo y seguir adelante, pero una vez que empieza, aunque comas un poco de carne y bebas alcohol una vez al mes, las enzimas madre que te quedan compensarán los espacios ocasionales.

LA RELACIÓN INSEPARABLE ENTRE NUESTROS CUERPOS Y LA TIERRA

Los norteamericanos han consumido una dieta animal mucho más tiempo que los japoneses y el equilibrio intestinal no se ha trastornado por comer carne con tanta facilidad como el equilibrio intestinal de los japoneses. Con frecuencia me he preguntado por qué hay tal diferencia entre ambos. Veo algunas razones.

En primer lugar, la cultura alimenticia cultivada a lo largo de muchos años es diferente en cada país.

Los occidentales han consumido carne durante siglos, pero los japoneses no adoptaron esta dieta hasta el periodo Meiji (1868-1912), por lo que es un fenómeno bastante reciente. Los intestinos de los japoneses que han seguido durante siglos una dieta basada principalmente en granos y verduras, son 1,2 veces más largos que los intestinos de los occidentales en proporción a su tamaño corporal. Dado que sus intestinos son más largos, tardan más en excretar la comida. Como la comida queda en sus cuerpos durante más tiempo, el efecto de la carne en sus dietas es mucho mayor.

La otra diferencia la encontramos en el suelo. El cuerpo humano y la tierra tienen una conexión inseparable. Somos capaces de comer alimentos de todo el mundo, pero todavía comemos principalmente alimentos de donde vivimos. Por lo tanto, la salud de la gente depende en gran medida del estado de la tierra de su región de origen.

Ésta es una historia de hace algunos años, pero la primera vez que vi las verduras que se vendían en Estados Unidos quedé sorprendido por su tamaño. Las verduras japonesas, ya fuera una berenjena o un pepino, eran claramente más pequeñas. Pensé que esto se debía a que eran de diferente clase. Pero, de hecho, si plantas semillas japonesas en Norteamérica, las verduras crecerán más grandes que si lo hicieran en Japón. Esto es porque el suelo norteamericano contiene más calcio, minerales y vitaminas que el suelo japonés. Por ejemplo, hay de tres a cinco veces más calcio en una espinaca cultivada en Norteamérica que en una espinaca cultivada en Japón.

Otro ejemplo es el brócoli. De acuerdo con algunos datos que encontré, hay 178 miligramos de calcio en 100 gramos de brócoli norteamericano. En comparación hay sólo 57 miligramos de calcio en los mismos 100 gramos de brócoli en Japón.

Mi teoría es que aunque los norteamericanos han centrado su dieta en la carne, sus cuerpos no están tan afectados como los de los japoneses porque comen verduras que crecen en una tierra rica en nutrientes, lo cual les permite neutralizar, hasta cierto grado, el equilibrio ligeramente ácido de sus cuerpos debido a la carne.

Años atrás había una diferencia clara entre el físico de los japoneses y de los norteamericanos. Sin embargo, los cuerpos de los japoneses son mucho más grandes que antes y la causa aparente es el cambio general a una dieta occidentalizada. En otras palabras, los hábitos alimentarios y la psique japonesa han cambiado con la importación de una cultura alimenticia consistente en carne, leche, queso y mantequilla.

A pesar de eso, si los japoneses quieren occidentalizarse de esta manera, hay una sola cosa que no va a cambiar y es el suelo japonés. La riqueza del suelo no puede ser imitada por más que lo intenten. Uno puede decir que la riqueza del suelo está determinada por el número de pequeños animales y microorganismos que habitan en él. Pero en Japón la tierra se origina principalmente de restos volcánicos y no contiene tantos nutrientes para las bacterias del suelo.

Así, el suelo japonés no es muy rico en nutrientes, para empezar. Los japoneses han sido capaces de mantener el equilibrio en su dieta y salud en el pasado debido a que comían semillas y verduras que crecían en la tierra, así como pescados y vegetales marinos de los océanos cercanos. Creo que esto está en línea con la naturaleza.

NO HAY ENERGÍA VIVIENTE EN COSECHAS CULTIVADAS CON QUÍMICOS AGRÍCOLAS

Todo en el mundo natural está conectado. Todo influye en todo y mantiene un delicado balance. Aun esas cosas que sentimos innecesarias son necesarias en el mundo natural.

Cuando cultivamos cosechas agrícolas, los químicos agrícolas se usan con frecuencia para prevenir el daño a las cosechas por insectos nocivos. Sin embargo, «insecto nocivo» es un término acuñado por los seres humanos. En el mundo natural no puede concebirse un insecto que cause daño.

A los humanos les disgusta cuando los insectos se meten en las cosechas agrícolas, pero la verdad es que, sean dañinos o útiles, los insectos añaden ciertos nutrientes a las cosechas cuando llegan a ellas. Ese nutriente es la quitina.

La quitina se encuentra en las corazas de los cangrejos y camarones, también la coraza que cubre el cuerpo de los insectos está formada por quitina. Cuando los insectos se posan en las hojas de las plantas de las cosechas, las hojas secretan enzimas como la quitonasa y la quitinasa. Esas enzimas permiten a las plantas absorber pequeñas cantidades de quitina, como un nanogramo más o menos, del cuerpo y las patas del insecto y la usan como nutriente.

De esta forma, los nutrientes que las plantas absorben de los insectos contribuyen a la vida de los animales que se comen esas plantas.

Sin embargo, esta cadena de nutrición es interrumpida por los químicos agrícolas. En lugar de la quitina las plantas y vegetales absorben los químicos agrícolas que se usan para repeler los insectos, generando, a fin de cuentas, gran daño a los humanos que se comen esas plantas.

Más aún, los químicos agrícolas quitan la vida de seres vivos en el suelo. Estos seres vivos son la fuente de energía para las cosechas. Las tierras de las huertas que se rocían periódicamente con químicos agrícolas carecen de gusanos o bacterias benéficas de la tierra. Dado que las cosechas no pueden crecer en tierra estéril sin energía viviente, se tienen que usar fertilizantes químicos. Las cosechas pueden crecer con los fertilizantes químicos, pero su sabor y su valor nutritivo es deficiente. Ésta es la razón por la que los nutrientes de las cosechas agrícolas disminuye cada año.

Otro peligro se genera por la irrigación de las cosechas. El agua para el uso agrícola no se esteriliza con cloro como el agua del grifo. Pero el agua está contaminada con químicos agrícolas, la contaminación de los ríos y las aguas negras. Se necesita mucha agua para hacer crecer las cosechas. Las toxinas que entran en el cuerpo humano son, hasta cierto punto, excretadas por el cuerpo al beber agua. Lo mismo se puede decir de las plantas. Sin embargo, dado que el agua de riego que se supone debe excretar las toxinas de las plantas está contaminada, es inevitable que las toxinas se acumulen en las cosechas.

El tercer problema es el cultivo en invernadero. El propósito de usar el invernadero es reducir el daño de los insectos nocivos y controlar la temperatura. Sin embargo, el lado negativo de esto, aunque no sea del todo conocido, es que el plástico bloquea la luz del sol. Las plantas no se pueden mover como los animales. Por esa razón están expuestas a grandes cantidades de rayos ultravioleta. Los rayos ultravioleta del sol hacen que las plantas y animales acumulen radicales libres y se oxiden. Para que las plantas se protejan de esto poseen un mecanismo que les permite producir grandes cantidades de antioxidantes.

Esos agentes antioxidantes incluyen las vitaminas, como la A, la C y la E, y los polifenoles como el flavonoide, el isoflavonoide y la catequina, los cuales se encuentran en gran cantidad en las plantas. Esos antioxidantes son producidos cuando las plantas se exponen a los rayos ultravioleta. En otras palabras, si cortas los rayos de luz usando el plástico, la intensidad de los rayos ultravioleta que reciben las plantas se reduce. Como resultado las plantas terminan produciendo menos antioxidantes, como las vitaminas y los polifenoles.

En la industria agrícola actual la prioridad es producir alimentos sin imperfecciones en lugar de producir alimentos con valor nutritivo. Las verduras cultivadas naturalmente tienen hoyos de insectos en las hojas, o sus formas pueden ser irregulares. En verdad no son verduras bonitas, pero tienen mucha más energía viviente.

Dado que obtienes tu energía de los alimentos que comes, si la comida no contiene ninguna energía viviente, nunca estarás sano sin importar cuánto comas. Una persona que no come alimentos cultivados naturalmente no puede esperar tener una vida saludable. La comida que ingieres cada día mantiene tu cuerpo y el criterio que utilizas para escoger lo que comes determina tu estado de salud.

La buena noticia es que un mayor número de personas está comenzando a usar fertilizantes orgánicos y métodos de cultivo orgánicos. El costo de estos productos es ciertamente mayor que el de los bienes «normales», pero si me preguntas, ése es el precio de una vida saludable y es mucho más barato que caer enfermo.

La vida se sostiene únicamente al ingerir alimento vivo. Las cosechas con energía vital sólo pueden ser producidas en tierras que tengan energía vital. Si las bacterias del suelo están sanas, entonces las verduras y frutas también crecerán sanas. Los alimentos cultivados de manera sana harán que las bacterias del intestino humano estén sanas.

TODO ESTÁ ESCRITO EN NUESTRO «GUION DE VIDA»

Todos nosotros ignoramos relaciones importantes al concentrarnos en una sola cosa. Por ejemplo, si vemos cada órgano del cuerpo individualmente, ignoramos cómo interactúan los órganos y cómo afectan unos a otros. Y si observamos únicamente el cuerpo, menospreciamos la inseparabilidad del cuerpo, la mente y el espíritu.

Cuando experimentas presión mental, tu cuerpo rápidamente será dominado por los nervios simpáticos. Por el contrario, cuando de verdad te sientes feliz, tu cuerpo es dominado por los nervios parasimpáticos. De noche, al dormir, tu cuerpo se recupera porque cambia predominantemente a los nervios parasimpáticos.

Una persona que está mentalmente estresada todos los días y está muy ocupada para comer como es debido experimentará un desequilibrio físico. Lo que lleva a la enfermedad es más de un factor. Todo está conectado. Los factores mentales, físicos, ambientales... Si enfermas, entonces todos estos factores se juntan para formar un círculo vicioso.

Las dietas pobres generan grandes cantidades de radicales libres en el cuerpo, igual los sentimientos negativos, como el odio, el resentimiento o los celos, los cuales son tan destructivos para la salud como una mala dieta. Puedes dejar de beber, de fumar, comer una dieta perfecta, pero si tu dieta mental es de furia, estrés y miedo, puedes enfermar. Para vivir una vida saludable es muy importante mantener una armonía mental y una condición estable.

Entre las personas con cáncer están aquellas que desarrollan la enfermedad y pierden sus vidas en un periodo corto de tiempo y otras cuyo cáncer no avanza tan rápido. Yo creo que esta diferencia radica en el paciente, específicamente en su vitalidad física. La metástasis y la recaída del cáncer se dan por la debilidad del sistema inmunológico del paciente.

En mi opinión, la capacidad de combatir el cáncer (o cualquier enfermedad) depende del número de enzimas madre en el paciente. Si el paciente tiene un cierto nivel de enzimas madre, hay más posibilidades de que pueda combatir el cáncer. Por otro lado, si las enzimas madre están mermadas, se desarrollará un cáncer mucho más agresivo, porque la enfermedad puede esparcirse más fácilmente por un cuerpo débil.

Comparado con la vida del universo, los seres humanos gozamos de una existencia muy breve, más breve que la de los virus. La vida del hombre pasa en un abrir y cerrar de ojos. Aunque viviera 120 años consideraría que mi vida es corta. Hay tantas cosas que me gustaría hacer con el tiempo de vida y las cosas que me gustaría cumplir requieren una constante motivación y un gran nivel de energía. Tal vez te sientas igual y ésa sea la razón por la que estás leyendo este libro. Porque nuestras vidas son tan cortas, vivámoslas con salud, felicidad y vitalidad. Les digo a mis pacientes (y a cualquiera que me escuche) que tienen la opción de permanecer jóvenes, sanos, positivos e interesarse por muchas cosas diferentes.

Me doy cuenta de que nuestras vidas, incluida la mía, son solamente un microcosmos del total. Tengo una pregunta para todas esas pequeñas pero importantes vidas: ¿No crees que es un desperdicio perder esa corta y preciosa vida embrollándola con resentimiento y miedo, ingiriendo comida basura y sufriendo con mala salud y poca energía?

No hay necesidad de enfermar y sufrir durante nuestras cortas vidas porque la manera de vivir sanamente ya ha sido escrita para cada uno de nosotros. Lo primero es escuchar lo que el cuerpo te trata de decir. Si no puedes oír esa voz, entonces necesitas aprenderlo de la naturaleza. Si ves las leyes de la naturaleza, te darás cuenta de que nos dice justo lo que necesitamos. Si eres lo suficientemente humilde para aceptar las leyes de la naturaleza y confiarte a tu guion de vida, esas prodigiosas enzimas madre te apoyarán para tener una vida larga, plena y feliz.

EL AMOR ACTIVA TU ENZIMA PRODIGIOSA

«No sólo de pan vive el hombre», dice la enseñanza bíblica; yo he aprendido de mis pacientes que ésa es también una de las leyes de la naturaleza.

Existen casos de gente muy enferma que se recupera milagrosamente de la enfermedad después de fijarse un objetivo. Ha habido casos en el mundo en los que la gente que sufre cáncer desarrolla, por algún incidente u otro, sentimientos de gratitud y una vez que tienen esos sentimientos, comienzan a recuperarse.

Todos los seres humanos tienen un potencial infinito, pero muchas veces este potencial está escondido. Cuando hay una apertura para que este potencial se descubra, las enzimas del cuerpo se activan, creando energía y permiten incluso que alguien a punto de morir se recupere. Por otro lado, no importa lo sano que esté tu cuerpo, si vives una vida de soledad, siempre concentrado en lo negativo y en sentimientos de lástima, las enzimas de tu cuerpo perderán continuamente su fuerza.

No creo que sea imposible curar el cáncer a través del amor. Si una persona de verdad cree que se curará y experimenta auténtico amor desde lo profundo de su corazón, creo que esa persona será capaz de vencer la enfermedad. Si deseas con fuerza desde el fondo de tu corazón que quieres vivir, sin importar nada, ver a tus amados hijos o nietos crecer, entonces es probable que vivas para que eso suceda. Dependiendo de tu fuerza de voluntad, puedes abrir las puertas a posibilidades en apariencia imposibles.

Para curar una enfermedad, el doctor no puede únicamente cortar las «partes enfermas» del cuerpo del paciente o darle sólo medicamentos. Curar significa motivar a la persona para que pueda sentir genuina felicidad. Un doctor verdaderamente grande es aquel que puede proveer con habilidad ese tipo de motivación. Mi objetivo personal es convertirme en ese tipo de médico.

Por lo tanto, ¿cuál sería una motivación fuerte para estos pacientes? Creo que no hay motivación más grande que el amor.

Todos sabemos que el amor tiene muchas formas –entre un hombre y una mujer, entre un padre y un hijo, entre compañeros y amigos, entre nosotros y la gente necesitada–, pero sea cual sea la forma, creo que la motivación, el bienestar y la felicidad nacen del amor. Para estar sano es imprescindible sentir amor por alguien. Poca gente puede ser feliz sola. Una vida feliz está llena de amor y las etapas de amor evolucionan de recibir amor a construir amor con los otros y entregar amor.

Cuando una persona es realmente feliz, sus análisis de sangre muestran un sistema inmunológico muy activo. Dado que las enzimas madre aumentan las funciones inmunológicas, una persona que se siente feliz es más probable que tenga muchas enzimas madre.

Más aún, cuando te sientes feliz, los nervios parasimpáticos del sistema nervioso toman el control, y disminuyen tu nivel de estrés. Cuando tu nivel de estrés baja, se producen menos radicales libres y el equilibrio de la flora intestinal comienza a inclinarse por las bacterias buenas. Cuando tu ambiente intestinal mejora, ese estado se transmite a través de tus nervios parasimpáticos al hipotálamo en el cerebro, donde el cerebro recibe esta información y te da sentimientos placenteros aún mayores.

Sentimientos de felicidad –los nervios parasimpáticos toman el control–, reducción de estrés –mejora del equilibrio intestinal–, mensaje a través de los nervios parasimpáticos –transmisión al hipotálamo–, mayor sentimiento de dicha.

Las partes del cuerpo humano, sea el sistema inmunológico, endócrino o nervioso, no funcionan solas. Todas se influyen entre sí. Si un ciclo positivo se inicia, todo el cuerpo en conjunto cambia en una dirección positiva.

Cuando comienzas un ciclo de felicidad, las enzimas se producen en grandes cantidades. Esas enzimas a su vez estimulan positivamente a las células de todo el cuerpo. Así, las enzimas que se producen en este ciclo de felicidad son aquellas que tras bambalinas activan los poderes autocurativos de una persona que siente felicidad a través del amor.

Estoy seguro de que te darás cuenta de que el amor es un comienzo muy importante en nuestros guiones de vida.

EPÍLOGO
LA ENZIMA PRODIGIOSA:
DE LA ENTROPÍA A LA SINTROPÍA

Cumplí 72 años en marzo de 2007 y cuando veo a mis compañeros de clase de vez en cuando sé qué tipo de vida han llevado desde que nos conocimos. Algunos parecen típicos hombres viejos mientras que otros parecen muy jóvenes. La diferencia estriba en diferentes factores: su historia alimentaria, sus hábitos, el agua que beben, sus patrones de sueño, además del ambiente y la motivación en que viven. El cuerpo de un anciano nunca miente. El cuerpo refleja la vida que se ha tenido.

Algunas personas dicen que desde el momento en que nacemos, todos los seres vivos seguimos el mismo camino hacia la muerte. Esto es verdad. Después de todo, al mantener las leyes de la naturaleza, seguramente nuestras vidas terminarán un día.

Sin embargo, la velocidad a la cual uno camina por este sendero puede variar enormemente. La gente que experimenta altos niveles de estrés físico y mental puede terminar su viaje en sólo 40 años, mientras que otros pueden pasearse por el camino de la vida, tardando 100 años o algo así en llegar al final. Ellos pueden alcanzar esto cuidando sus cuerpos y sus mentes y disfrutando el paisaje del camino con su pareja o amigos.

El camino que escogemos es determinado por nuestro libre albedrío. Pero dado que el resultado final es el mismo, ¿no sería mejor crear y disfrutar una vida larga y fructífera?

Toma, por ejemplo, un simple clavo. El clavo un día se va a oxidar y es posible que se desmorone y desintegre. El clavo se oxidará con rapidez en un lugar expuesto a la sal, como a lo largo de la costa; pero si le aplicas regularmente una capa de pintura o de aceite a la cabeza del clavo, puedes evitar la oxidación durante bastante tiempo.

El proceso por el cual cualquier cosa se dirige a la destrucción o la decadencia se llama «entropía». Pero la velocidad de entropía cambia de forma significativa dependiendo del ambiente. El proceso de revertir el avance de la entropía hacia la reparación, regeneración y revitalización se llama «sintropía».

Dado que todos vamos a morir, podemos decir que la vida fluye por el río de la entropía. Pero al mismo tiempo, la naturaleza nos da la posibilidad de la sintropía. Un ser vivo está en la sintropía al crear nueva vida a partir de una parte de su cuerpo. En los animales, por ejemplo, el óvulo de la madre y el esperma del padre se unen para crear una nueva vida. En las plantas, incluso en los troncos en descomposición, un nuevo retoño crecerá de sus semillas o de la punta de una raíz. Algunos peces, como el salmón, cambian sus propias vidas para generar una nueva, nadando a contracorriente para desovar y morir. Esos ejemplos representan el momento cuando la entropía cambia a sintropía.

La entropía y la sintropía coexisten en el plan de la naturaleza.

El cuerpo humano se regenera todos los días a través del metabolismo. Aun cuando enfermamos nuestros poderes naturales de curación nos ayudan a recuperarnos. Ésas son funciones de la sintropía. Sin embargo, para que las funciones de sintropía de nuestro cuerpo funcionen con normalidad debemos vivir de acuerdo con las leyes de la naturaleza. Y a lo largo de este libro he promovido las buenas dietas y hábitos como formas de vivir de acuerdo con esas leyes.

En los seres humanos hay otro factor único que puede convertir nuestros cuerpos de un estado de entropía a otro de sintropía y ésa es nuestra fuerza mental. He señalado la importancia de la motivación y la felicidad, y el papel que desempeñan en la ayuda para vivir saludablemente, porque quiero remarcar el poder de la mente y su influencia en el cuerpo físico.

Actualmente la medicina especializada no le presta atención a los factores mentales como la motivación, aunque la motivación influya de manera importante en el cuerpo y sea indispensable para cualquiera que busque una vida energética y saludable.

La gente que siempre está en el ojo del público, como los actores, actrices, políticos y hombres de negocios, suelen despedir una joven exuberancia. Su conciencia de ser el centro de atención incita su motivación. Por otro lado escuchamos con frecuencia cómo una persona que trabajó mucho hasta hace poco, de pronto cae enferma nada más jubilarse, sin duda por falta de motivación. Los hombres y las mujeres que viven sólo para sus trabajos y carecen de intereses exteriores no sabrán qué hacer con ellos mismos cuando se retiren. Será más probable que una persona más equilibrada haga una transición sana a su vida de retiro.

Si después de haber leído este libro sigues mi consejo de evitar la comida oxidada y los productos lácteos, beber agua buena y concentrarte en sentimientos de gratitud y felicidad todos los días, tu cuerpo comenzará a cambiar de un estado de entropía a uno de sintropía.

Lo importante es actuar de inmediato para mantener el impulso de la motivación. No importa lo en serio que pienses que comerás mejores alimentos, beberás agua buena o dejarás de beber y fumar, si esos pensamientos no se acompañan de acción, terminarás con sentimientos de culpa y de determinación insatisfecha, emociones negativas que ciertamente no ayudarán a tu salud.

Muchas dolencias conocidas como enfermedades adultas en el pasado son llamadas ahora enfermedades relacionadas con el estilo de vida. Sin embargo, cuando tengo la oportunidad, le digo a la gente que éstas son enfermedades surgidas de la ignorancia o de la falta de autocontrol. Son palabras duras, lo sé, para aquellos que están enfermos. Y dado que mucha de la gente que enferma es porque no adquirió el conocimiento correcto, la peor falta puede residir en los médicos o en los patrones de nuestra sociedad.

Aun así llamo a esas enfermedades surgidas de una falta de autocontrol porque quisiera que entendieras claramente que si eres capaz de controlarte, hay muchas enfermedades que puedes evitar.

Los médicos y los patrones sociales pueden ser responsables por la falta de conocimiento correcto en estos temas, porque los mismos médicos están entre la gente que enferma con más frecuencia. Sé que muchos doctores tienen cáncer y diabetes. De hecho, varias décadas atrás leí que el promedio de expectativa de vida para los médicos era de 58 años. En otras palabras, hasta los médicos, que supuestamente son especialistas en enfermedades, carecen de los conocimientos esenciales sobre la alimentación y la salud.

Aunque este libro esté escrito basado en abundantes casos clínicos que he estudiado, no puedes volverte sano con sólo leer lo que te digo. Lo que te hará sano es tu propia adherencia a las actividades correctas. El desarrollo de buenos hábitos, aunque modestos al inicio, con el tiempo tendrán un gran efecto en tu salud. Y nunca es tarde para empezar algo bueno.

Aunque existen diferencias dependiendo del área del cuerpo, la mayoría de las células se reemplazan cada 120 días. Por lo tanto, a aquellos que quieran probar la dieta y el estilo de vida de la enzima prodigiosa les aconsejo que primero lo prueben por lo menos durante cuatro meses. Si puedes convertir el flujo entrópico de tu cuerpo a la sintropía y mantenerla, tu cuerpo cambiará radicalmente en los primeros cuatro meses.

Sigue una buena dieta, perfecciona un buen estilo de vida, bebe agua buena, descansa bastante, haz ejercicio moderado y sigue intereses que te motiven, y tu cuerpo responderá sin duda de una forma positiva. No importa lo poco sano que esté tu cuerpo, la salud es un esfuerzo continuo. Como médico, nada me produciría más satisfacción que pusieras mis sugerencias en práctica después de leer este libro y experimentases un cambio positivo impactante en tu salud.

APÉNDICES

LOS SIETE SECRETOS DE ORO DEL DOCTOR SHINYA

PARA LA BUENA SALUD

USA ESTOS SECRETOS PARA CONSERVAR
LAS ENZIMAS MADRE DE TU CUERPO Y DISFRUTAR
UNA VIDA LARGA Y SALUDABLE

I. UNA BUENA DIETA

1. *Del 85 al 90 por ciento de alimentos vegetales:*
   a) 50 por ciento de semillas integrales, arroz integral, trigo integral, cebada, cereales, pan integral y leguminosas, incluidas judías de soja, garbanzos, lentejas, judías blancas, negras y alubias.
   b) 30 por ciento de vegetales verdes y amarillos, así como raíces, incluidas patatas, zanahorias, batatas, remolacha y algas.
   c) 5 a 10 por ciento de frutas, semillas y nueces.

2. Del 10 al 15 por ciento de proteínas animales (no más de 80 a 100 gramos al día)

a) Pescado de cualquier tipo, pero mejor pequeños, ya que los grandes contienen mercurio.

b) Aves: pollo, pavo y pato sólo en pequeñas cantidades.

c) Buey, cordero, ternera y cerdo deben ser limitados o evitados.

d) Huevos.

e) Leche de soja, queso de soja, leche de arroz, leche de almendra.

ALIMENTOS QUE AÑADIR A TU DIETA

1. Tés herbales.

2. Pastillas de algas (*kelp*).

3. Levadura de cerveza (buena fuente de complejo vitamínico B, vitaminas y minerales).

4. Polen de abeja y propóleos.

5. Suplementos enzimáticos.

6. Suplementos multivitamínicos y minerales.

ALIMENTOS Y SUSTANCIAS QUE EVITAR O LIMITAR EN TU DIETA

1. Productos lácteos, como la leche de vaca, el queso, el yogur y otros alimentos lácteos.

2. Té verde japonés, té chino, té inglés (limitarlo a una o dos tazas al día).

3. Café.

4. Dulces y azúcar.

5. Nicotina.
6. Alcohol.
7. Chocolate.
8. Grasas y aceites.
9. Sal de mesa (usa sal con trazas minerales).

RECOMENDACIONES ALIMENTICIAS ADICIONALES

1. Dejar de comer y beber de cuatro a cinco horas antes de ir a la cama.
2. Masticar cada bocado entre 30 y 50 veces.
3. No comer entre horas excepto fruta (una pieza entera de fruta se puede comer una hora antes de acostarse si el hambre te mantiene despierto, ya que se digiere rápidamente).
4. Come frutas o bebe zumos 30 a 60 minutos antes de la comida.
5. Come semillas y cereales integrales sin refinar.
6. Come más alimentos crudos o ligeramente al vapor. Calentar la comida a más de 48 °C matará las enzimas.
7. No comas alimentos oxidados (la fruta que se ha puesto marrón ha comenzado a oxidarse).
8. Come alimentos fermentados.
9. Sé disciplinado con la comida que tomes. Acuérdate que eres lo que comes.

II. BUENA AGUA

El agua es esencial para la salud. Bebe agua con un fuerte poder reductor que no se ha contaminado con sustancias químicas. Beber «agua buena», como agua mineral o agua dura, que tiene mucho calcio y magnesio, mantiene a tu cuerpo con un pH alcalino óptimo.

- Los adultos deben beber al menos de seis a diez vasos de agua al día.
- Bebe de uno a tres vasos de agua al despertarte por la mañana.
- Bebe de dos a tres vasos de agua una hora antes de cada comida.

III. ELIMINACIÓN REGULAR

- Comienza un hábito diario para eliminar los contaminantes intestinales y limpiar tu sistema regularmente.
- No tomes laxantes.
- Si el intestino está congestionado o para desintoxicar el hígado, considera utilizar un enema de café. El enema de café es mejor para la desintoxicación del colon y de todo el cuerpo porque no libera radicales libres al flujo sanguíneo como otros métodos alimenticios de desintoxicación.

IV. HAZ EJERCICIO MODERADO

- El ejercicio apropiado para tu edad y condición física es necesario para la buena salud, pero el ejercicio excesivo puede liberar radicales libres y dañar tu cuerpo.
- Algunas buenas formas de ejercicio son caminar (cuatro kilómetros), nadar, jugar al tenis, montar en bicicle-

ta, jugar al golf, hacer ejercicios de estiramiento, practicar yoga, artes marciales y aeróbic.

V. DESCANSA ADECUADAMENTE

- Vete a la cama a la misma hora todas las noches y duerme de seis a ocho horas ininterrumpidas.
- No comas o bebas cuatro o cinco horas antes de acostarte. Si tienes hambre o sed, puedes comer una pequeña pieza de fruta una hora antes de acostarte, ya que se digerirá fácilmente.

VI. RESPIRACIÓN Y MEDITACIÓN

- Practica la meditación.
- Practica el pensamiento positivo.
- Haz respiraciones abdominales profundas cuatro o cinco veces por hora. La exhalación debe ser el doble de larga que la inhalación. Esto es muy importante, ya que las respiraciones profundas ayudan al cuerpo a eliminar toxinas y radicales libres.
- Usa ropa holgada que no te restrinja la respiración.
- Escucha a tu cuerpo y sé bueno contigo mismo.

VII. ALEGRÍA Y AMOR

- La alegría y el amor aumentarán el factor enzimático de tu cuerpo, en ocasiones de forma maravillosa.
- Dedica todos los días un tiempo a mostrar una actitud agradecida.

- Ríe.
- Canta.
- Baila.
- Vive apasionadamente y comprométete con tu vida, con tu trabajo y con tus seres queridos: hazlo con todo tu corazón.

HÁBITOS ALIMENTARIOS RECOMENDADOS

MASTICA BIEN TUS ALIMENTOS

Mastica cada bocado de 30 a 70 veces. Esto libera una secreción activa de saliva, una enzima que se complementa bien con los jugos gástricos y la bilis, y ayuda en el proceso digestivo. Masticar con cuidado aumenta el nivel de glucosa en la sangre, lo cual suprime el apetito y evita comer en exceso. También ayuda en la absorción eficiente aun en pequeñas cantidades de comida.

COME SEMILLAS INTEGRALES, CULTIVADOS ORGÁNICAMENTE, A SER POSIBLE

El arroz integral, los granos integrales y las leguminosas son muy buenos, y los alimentos fermentados, grandes alimentos. Come un puño de leguminosas todos los días, ya que contienen más proteína que la carne y muchos elementos, incluidos vitaminas, minerales y selenio.

COME SOLAMENTE LA CARNE DE ANIMALES QUE TENGAN UNA
TEMPERATURA MÁS BAJA QUE LA NUESTRA

No es buena idea comer animales con alta temperatura corporal, como el buey y el pollo, porque la grasa animal se solidificará en el flujo sanguíneo. Es mucho mejor comer animales con una temperatura corporal baja, como el pescado, porque el aceite de pescado se licúa en el cuerpo y llega a lavar las arterias en lugar de depositarse en ellas.

EVITA COMER O BEBER ANTES DE ACOSTARTE

Es importante dejar de comer y beber de cuatro a cinco horas antes de acostarte por la noche. Cuando tu estómago está vacío, hay un alto nivel de un ácido fuerte que mata al *Helicobacter pylori*, así como a otras bacterias malas, creando un ambiente intestinal equilibrado que conduce a una autocuración, a resistencia e inmunidad. Limitar los líquidos y los alimentos antes de acostarse también evita los problemas de reflujo ácido y la apnea del sueño.

BEBE DE OCHO A DIEZ VASOS DE AGUA BUENA AL DÍA

Es importante desarrollar y mantener un buen ritmo y tiempo de bebida. Bebe dos o tres vasos de agua al levantarte por la mañana y otros dos o tres de 30 minutos a una hora antes de cada comida. Es importante que bebas antes de cada comida en lugar de con o después de los alimentos, para que no diluyas las enzimas digestivas. Si tienes que beber líquido con los alimentos, bebe sólo medio vaso. El agua buena es agua libre de sustancias peligrosas para el cuerpo humano como el cloro. El agua buena tiene pequeñas aglomeraciones y contiene un equilibrio adecuado de minerales, como el calcio, el magnesio, el sodio, el potasio y el hierro. El pH debe ser superior a 7,5 o ligeramente alcalino. El agua no debe tener calcio oxidado en grandes cantidades. En resumen, el agua buena tiene que ser capaz de eliminar los radicales libres a través de la antioxidación.

COME CARBOHIDRATOS DE CALIDAD

Los carbohidratos son fáciles de digerir y absorber como una fuente inmediata de energía. Los carbohidratos de calidad contienen fibras dietéticas, vitaminas y minerales, todos elementos que contribuyen al metabolismo eficiente de las células, el flujo sanguíneo y la eliminación de desperdicios. Los carbohidratos de calidad superior, cuando se digieren y absorben para generar energía, producen agua y dióxido de carbono. No producen toxinas o desperdicios como cuando se metabolizan las proteínas o las grasas. Dado que el metabolismo de los carbohidratos no ensucia la sangre con desperdicios y no requiere grandes gastos de energía para digerirse y absorberse, es una fuente ideal de energía para actividades de resistencia y tolerancia.

ALGUNAS FUENTES DE CARBOHIDRATOS DE ALTA CALIDAD

- Arroz integral o sin refinar.
- Cebada sin refinar.

- Centeno.
- Mijo.
- Maíz.
- Amaranto.
- Quínoa.
- Pan integral.
- Centeno oscuro japonés hecho de granos sin refinar.

SELECCIONA TUS GRASAS CON CUIDADO

Las grasas se clasifican por su fuente: vegetal o animal.

Aceites vegetales son:
- Oliva.
- De soja.
- De maíz.
- De sésamo.
- Colza.
- De azafrán.
- De arroz.

Grasas animales son:
- Mantequilla.
- Manteca.
- Grasa de la carne.
- Aceite de pescado.

La grasa se clasifica, además, si contiene ácidos grasos saturados o insaturados. Los ácidos grasos saturados como el ácido esteárico y el palmítico abundan en la grasa animal. Los ácidos grasos no saturados se encuentran en los aceites vegetales en forma de ácido linoleico, linóleo, oleico y alaquidóneo. El ácido linoleico y el alaquidóneo se llaman ácidos grasos esenciales o vitamina F, los cuales no se producen en el cuerpo y, por lo tanto, se tienen que obtener de los alimentos. Las grasas animales promueven la acumulación de desperdicios, lo que conduce a la arterioesclerosis, la hipertensión y la obesidad. Los alimentos naturales como el arroz integral, el sésamo, el maíz y la soja tienen cerca del 30 por ciento de grasa y son una mejor fuente de la grasa requerida que los aceites refinados porque su metabolismo no genera una carga en el páncreas o en el hígado. Además, los aceites vegetales limpian los desperdicios como el colesterol malo y evitan la arterioesclerosis al mantener las células y los vasos sanguíneos flexibles. Los aceites vegetales que se venden como aceites de ensalada son tratados químicamente y no son recomendables.

COME ACEITE DE PESCADO

El aceite de pescado es bueno para tu cerebro. Los altos niveles de ADH encontrados en el aceite de pescado se han vinculado a las capacidades matemáticas y mentales. Aunque los efectos del ADH en el cerebro y sistema nervioso no se entienden específicamente, se dice que el ADH disminuye el riesgo de desarrollar demencia o la enfermedad de alzhéimer. Algunos estudios muestran que el omega 3 disminuye los triglicéridos en la sangre, reduciendo la incidencia de coágulos.

DISMINUYE TU DEPENDENCIA DE LOS MEDICAMENTOS
CAMBIANDO TU DIETA Y HACIENDO EJERCICIO
CUANDO TE SEA POSIBLE

La dependencia de los medicamentos, aun de receta, puede ser nociva para la salud, dado que compromete al hígado y a los riñones. Muchos padecimientos crónicos, como la artritis, la gota, la diabetes y la osteoporosis, pueden ser manejados con dieta y ejercicio.

COME ALIMENTOS ALTOS EN FIBRA PARA UNA ELIMINACIÓN
ADECUADA Y PARA EVITAR LAS ENFERMEDADES RELACIONADAS
CON EL ENVEJECIMIENTO

Existen muchas clases de fibras dietéticas en diferentes alimentos. Abundan en alimentos vegetales como las verduras y los vegetales marinos, las frutas, las legumbres, las semillas sin refinar, los cereales y los hongos. Los vegetales del mar secos contienen entre un 50 y un 60 por ciento de fibra vegetal respecto a su peso. La ingestión de fibra alimenticia en la forma de gránulos, cápsulas o líquidos no se recomienda. Estos suplementos pueden interferir con la absorción de otros nutrientes, ocasionando enfermedades.

LOS MICRONUTRIENTES TIENEN
UN PODER MILAGROSO

Los micronutrientes incluyen las vitaminas, los minerales y los aminoácidos. El término «micro» se refiere a la pequeña cantidad requerida comparada con los indispensables requerimientos «macro» de carbohidratos, proteínas, grasa y fibra. Los micronutrientes son necesarios para mantener la salud, el equilibrio mental y emocional y evitar las enfermedades. Ciertas cantidades de estos nutrientes son requeridos por el cuerpo; estas cantidades son la cantidad diaria recomendada (CDR). La CDR representa la mínima cantidad necesaria para prevenir la enfermedad. Sin embargo, los requerimientos varían de un individuo a otro, dependiendo de la dieta y el estilo de vida de la persona. Aun si uno come el mismo tipo y cantidad de comida con el mismo número de calorías diarias, la cantidad de nutrientes absorbidos y excretados difiere de acuerdo con el estado físico, mental o emocional del cuerpo en ese día. Una dieta de alimentos naturales y sanos en proporciones adecuadas no garantiza la ingestión correcta de vitaminas, minerales y aminoácidos.

TOMA SUPLEMENTOS CON MODERACIÓN

Es importante comer alimentos equilibrados y sincronizados con el biorritmo individual. Varios estudios han demostrado que la adición de micronutrientes puede minimizar las enfermedades relacionadas con el envejecimiento y mejorar la incidencia de cura del cáncer, de enfermedades del corazón y crónicas. El trabajo en equipo de todos los nutrientes es lo que mantiene nuestra salud. Tomar dos o tres nutrientes con algunas vitaminas y minerales y excluir o minimizar otros hará imposible mantener un estatus óptimo de salud o prevenir enfermedades y el proceso de envejecimiento. El consumo de altas dosis de una vitamina o mineral en particular de los nutrientes esenciales puede ser efectivo para algunos pero poco saludable para otros.

Las vitaminas solubles en grasa, como la A, D y K, se almacenan en el hígado y la grasa corporal, por lo que no es necesario tomarlas a diario. Las vitaminas solubles en agua, como el complejo B y la vitamina C, son solubles en los fluidos corporales y excretadas en la orina. Por lo tanto, es importante una ingestión diaria, aunque sólo se necesitan pequeñas cantidades. (Existe una investigación que indica que un exceso de suplementos puede tener un efecto negativo en el sistema inmunológico, aumentar los radicales libres y provocar cambios en la grasa que se encuentra en el hígado, el corazón y los riñones. Aunque yo recomiendo tomar suplementos de micronutrientes, estos descubrimientos no deben ser descartados y sugiero moderación, conciencia y precaución).

LAS VITAMINAS Y LOS MINERALES TRABAJAN EN CONJUNTO

Las vitaminas son orgánicas, y los minerales, inorgánicos. Estos nutrientes esenciales complementan entre sí sus papeles. Por ejemplo, la vitamina D facilita la absorción de calcio. La vitamina C ayuda a absorber el hierro; el hierro acelera el metabolismo de las vitaminas B; el cobre estimula la activación de la vitamina C y el magnesio es necesario para metabolizar la vitamina C. El funcionamiento integrado de los micronutrientes es amplio y todavía nuestro conocimiento al respecto es limitado.

Los minerales requeridos para mantener la salud. Incluyen:

- Calcio.
- Magnesio.
- Fósforo.
- Potasio.
- Azufre.
- Cobre.
- Cinc.
- Hierro.
- Bromo.
- Selenio.
- Yodo.
- Molibdeno.

Los minerales desempeñan un papel tan importante como el de las vitaminas para prevenir las enfermedades, la hipertensión, la osteoporosis y el cáncer. Los minerales trabajan de forma sinérgica con las vitaminas, las enzimas y los antioxidantes para eliminar los radicales libres. Normalmente no es indicado tomar grandes cantidades de minerales diariamente, pero las deficiencias pueden generar serios problemas de salud. Los minerales fortalecen la inmunidad, y curan y apoyan a las enzimas madre del cuerpo.

Mientras las vitaminas se encuentran en los alimentos vivos como las plantas y animales, los minerales se encuentran en la tierra, el agua y el mar (como sales orgánicas e inorgánicas). El contenido mineral de los alimentos depende de dónde se cultiven, como también de la calidad del suelo en el que crecen. Los minerales en el suelo pueden ser modificados o destruidos por la lluvia ácida o los fertilizantes químicos. Los minerales de los vegetales, granos y cereales se pierden con facilidad y el proceso de refinamiento de los granos destruye la mayoría de los minerales. Esto dificulta la obtención de un nivel equilibrado de los minerales requeridos de nuestra ingestión diaria.

Las deficiencias latentes de minerales se manifiestan como pérdida de vitalidad, déficit de atención, irritabilidad, sobrepeso y otros estados poco saludables.

Los minerales son solubles en agua y pasan a través de la orina y el sudor. El consumo de minerales del cuerpo puede variar día a día, dependiendo de tus actividades físicas y mentales, el estrés, los ejercicios, la menstruación, el embarazo o la edad. Con ciertos medicamentos las deficiencias de minerales pueden aumentar rápidamente. Los diuréticos, los anticonceptivos orales, los laxantes, el alcohol y el cigarro aceleran la excreción o destrucción del calcio, hierro, magnesio, cinc y potasio.

LA HIPERACTIVIDAD EN LOS NIÑOS PUEDE SER UNA DEFICIENCIA EN EL CALCIO

Estudios en años recientes muestran un aumento de niños con déficit de atención que son proclives a ataques de furia. La alimentación y la nutrición pueden tener un efecto significativo en el comportamiento de los niños y su adaptabilidad social. Hay una tendencia creciente de niños que consumen, en casa o en la escuela, grandes cantidades de alimentos procesados. Estos alimentos no sólo contienen varios aditivos, sino que los alimentos procesados tienden a acidificar el cuerpo. La proteína animal y los azúcares refinados se consumen en cantidades crecientes mientras que se evitan las verduras. La proteína animal y el azúcar demandan una mayor cantidad de calcio y magnesio, conduciendo a una deficiencia de calcio. La deficiencia de calcio irrita el sistema nervioso, contribuyendo al nerviosismo y la irritabilidad.

EL EXCESO DE INGESTIÓN DE CALCIO EN LA MADUREZ ES DAÑINO

El calcio evita el cáncer, da resistencia al estrés, reduce la fatiga, disminuye el colesterol y evita la osteoporosis, pero resulta nocivo excedernos en los requerimientos diarios para corregir una deficiencia. Ya he descrito por qué los lácteos son una forma inaceptable de ingestión de calcio. Un tratamiento es un suplemento de vitamina D y calcio. La vitamina D facilita la absorción de calcio del intestino delgado y estimula la formación de los huesos. El exceso de calcio puede generar estreñimiento, náuseas, pérdida de apetito y distensión abdominal. Si se toma con alimentos, el calcio adelgaza los ácidos gástricos promoviendo un desequilibrio de las bacterias intestinales y una pobre absorción de hierro, cinc y magnesio. Si necesitas añadir calcio a tu dieta, la ingestión recomendada es de 800 a 1500 mg, tomados en tres dosis de 250 a 500 miligramos con las comidas. El equilibrio de calcio con otros minerales y vitaminas es un componente crítico de la buena salud.

EL MAGNESIO ACTIVA CIENTOS DE DIFERENTES ENZIMAS
Y ES UN TRATAMIENTO PARA LA MIGRAÑA Y LA DIABETES

El magnesio es un mineral importante y se requieren grandes cantidades para mantener una buena salud. Su deficiencia se manifiesta como irritabilidad, ansiedad, depresión, mareo, debilidad muscular, espasmos, enfermedades del corazón e hipertensión. Un estudio reciente en Alemania indica que los pacientes que sufrieron un ataque al corazón tenían bajos niveles de magnesio. Una investigación llevada a cabo en Estados Unidos concluyó que el 65 por ciento de los pacientes con migraña experimentaron un alivio total después de tomar de 100 a 200 miligramos de magnesio. Un nivel bajo de magnesio afecta a la tolerancia a la glucosa. Por lo tanto, el tratamiento de diabetes mejora cuando se mantienen los niveles de magnesio adecuados.

EL EQUILIBRIO DE SODIO Y POTASIO
ES UN PRERREQUISITO PARA LA VIDA

El sodio es muy conocido como sal. Este mineral es responsable de mantener el equilibrio fluido tanto dentro como fuera de las células del cuerpo. El sodio mantiene el pH correcto (nivel ácido o alcalino) en la sangre y es un elemento indispensable para el buen funcionamiento de los ácidos gástricos, los músculos y los nervios. El sodio abunda en la vida, pero una deficiencia puede fácilmente generarse por tomar demasiados laxantes, por largas temporadas de diarrea, por deportes o actividades vigorosas, en particular en climas calientes. Un equilibrio entre el sodio y el potasio es un prerrequisito para la vida. El equilibrio entre el sodio y el potasio produce intercambios de fluidos hacia dentro y hacia fuera de las células. El sodio se encuentra normalmente afuera de la célula. Cuando el potasio en el fluido dentro de la célula es bajo, el sodio, con fluido, entra en la célula, causando una inflamación. El crecimiento del tamaño de la célula pone presión en las venas, haciendo más angosto el diámetro de los vasos y es un factor de hipertensión. La relación de sodio y potasio idealmente debe ser uno a uno, pero muchos alimentos procesados contienen sodio y podemos consumirlo en exceso sin darnos cuenta.

Con la suficiente ingestión de vegetales y de su zumo, abastecemos potasio para recuperar el equilibrio con la cantidad de sodio presente.

PEQUEÑAS CANTIDADES DE MINERALES RESIDUALES TRABAJAN DE FORMA SINÉRGICA CON LAS VITAMINAS, LOS MINERALES Y LAS ENZIMAS

Los minerales residuales son necesarios para apoyar nuestra vida. Las cantidades requeridas son pequeñas pero su importancia no puede ser ignorada. Ellos apoyan el equilibrio y la armonía en nuestras funciones corporales. Después de la absorción a través de los intestinos, estos minerales se transportan por el sistema circulatorio a las células, entrando por las membranas celulares. El hecho más importante que debemos recordar es que la ingestión de estos minerales residuales debe ser adecuadamente equilibrada. Uno o dos de estos minerales residuales, en grandes cantidades, puede generar la pérdida de otros minerales y una mala absorción. Por eso es mejor obtener estos minerales residuales a partir de nuestra comida en lugar de tenerla con los suplementos. La sal de mar y los vegetales marinos son buenas fuentes.

- Boro: importante para la absorción de calcio y el mantenimiento de los dientes y los huesos.
- Cobre: genera huesos, hemoglobina y glóbulos rojos; genera elastina y colágeno; disminuye los niveles de colesterol y aumenta el colesterol HDL (se ha encontrado exceso de cobre en pacientes con tumores malignos, sobre todo en el tracto digestivo, en los pulmones y en la mama, por lo que puede ser un vínculo con el desarrollo del cáncer).
- Cinc: desempeña un papel en la producción de insulina; metaboliza los carbohidratos, crea proteínas y absorbe vitaminas, en particular la B, del tracto digestivo; mantiene el funcionamiento de la próstata y apoya la salud reproductiva masculina.
- Hierro: componente central de la hemoglobina y desempeña un papel en el funcionamiento de las enzimas, del complejo vitamínico B y de la resistencia a las enfermedades.
- Selenio: evita la producción de radicales libres cuando se combina con vitamina E. Éste es un mineral maravilloso encontrado en los depósitos del suelo (el suelo en Cheyenne, Wyoming, contiene grandes cantidades de selenio comparado con el de Muncee, Indiana. La incidencia de cáncer en Cheyenne es un 25 por ciento más baja que en Muncee). Diversos estudios indican

que una insuficiencia de selenio genera un aumento en la incidencia de cáncer de próstata, páncreas, mama, ovarios, piel, pulmones, colon-rectal y vejiga, al igual que leucemia.

- Cromo: facilita el metabolismo de los carbohidratos y las proteínas; facilita el metabolismo de la glucosa al mantener el nivel de glucosa que no demanda un uso excesivo de insulina, evitando la hipoglucemia y la diabetes.
- Manganeso: metaboliza proteínas y grasas, y produce hormonas.
- Molibdeno: ayuda a tener dientes y boca sanos.
- Yodo: necesario para el funcionamiento normal de la glándula tiroides y la prevención de gota.

ALIMENTOS CURATIVOS

Vegetales marinos son una gran fuente de fibra alimenticia. Las fibras alimenticias insolubles, que no se pueden absorber en los intestinos, agregan masa a las paredes intestinales y aceleran los movimientos peristálticos. De esta forma evitan la acumulación de toxinas en el colon.

- *Nori* es el nombre japonés para diferentes especies comestibles de la alga roja porfiria, incluyendo principalmente la *P. yezoensis* y la *P. tenera*. El término *nori* es también utilizado para referirse a los productos alimenticios creados a partir de estos llamados «vegetales marinos».
- *Kanten* es una planta marina rica en vitaminas, minerales y minerales residuales, incluidos el yodo, el calcio y el hierro.
- *Hijiki* (*Hizikia fusiformes*) es un vegetal marino que crece salvaje alrededor de las costas de Japón. El *hijiki* es rico en fibra dietética y minerales esenciales. Las mu-

jeres japonesas creen que el *hijiki* hace el cabello más grueso y saludable.

- *Aonori* es rica en hierro, potasio y vitamina C. Contribuye a la producción de colágeno y la elastina en la piel y se conoce por sus propiedades antienvejecimiento.
- *Wakame* es un vegetal marino encontrado en las aguas japonesas. Un componente del *wakame* ayuda a quemar la grasa.

KIMA es un hongo comestible de Siria valorado por desarrollar el sistema inmunológico.

MAITAKE es el nombre japonés de los hongos comestibles. El *maitake* se conoce tradicionalmente por sus propiedades alimenticias y medicinales. Los extractos de los hongos *maitake* favorecen el sistema inmunológico y se cree que tienen efectos antitumores.

KIKURAGE es un hongo que cuando se lamina y se cocina con casi cualquier alimento (buenísimo en sopas y frituras) le da a éste una textura crujiente y un sabor suave que va bien con todo. También es conocido por sus propiedades saludables.

CHAGA es un hongo que es un antioxidante natural y una de las plantas medicinales más antiguas. Se cree que la *chaga* combate los virus, estimula el sistema nervioso central, suprime el crecimiento de los tumores y las células cancerígenas, baja el recuento de glóbulos blancos, baja la tensión arterial y venosa, disminuye los niveles de azúcar, mejora el color y la elasticidad de la piel, restaura la apariencia juvenil y desintoxica el hígado, los riñones y el bazo.

HONGOS SHITAKE contienen aminoácidos específicos que ayudan a acelerar el procesamiento del colesterol en el hígado. El *shitake* también es un arma formidable contra el cáncer. Un compuesto polisacárido del *shitake* parece estimular las células del sistema inmunológico para limpiar el cuerpo de células cancerígenas y puede ser efectivo contra el virus de la inmunodeficiencia humana (VIH) y la hepatitis B. Los hongos *shitake* han demostrado detener el daño celular del herpes simple I y II.